尿もれがピタッと止まる

骨盤体操&スクワット

よこすか女性泌尿器科・
泌尿器科クリニック院長
奥井識仁

飛鳥新社

尿もれがピタッと止まる 骨盤体操&スクワット

はじめに

健康に優先順位というものがあるなら、あなたはどこから健康になりたいと考えますか?

一生歩ける丈夫な足でしょうか。いつまでもおいしく食事ができる虫歯のない歯でしょうか。内臓系の健康も優先度が高いかもしれませんね。

もし健康に優先順位があるとしたら、きっと泌尿器の優先順位は低いのでしょう。確かに、尿がもれてしまったところで、死ぬわけではありません。最新のおむつは性能もいいので、もらしてしまっても以前より不快感は少なくなりました。

それなら先に、自分の命に直接関わる部分の健康を優先するのが自然です。

かの織田信長が「人生50年」と語ったことは有名ですが、日本人の平均寿命が男女ともに50歳を超えたのは、実は１９４７年です。けっこう最近のことですよね。

１９４７年といえば昭和22年。１９４５年に第二次世界大戦が終戦となり、日本は新たな国としての一歩を踏み出したばかりの時代です。学校給食が実施されるようになって、アメリカから脱脂粉乳が提供されました。現在の憲法が施行されたのも、この年です。

医療の進歩によって、私たちの寿命は年々伸びていっています。２０１６年における日本の平均寿命は、男性が80・98歳、女性が87・14歳です。**１９４７年からの69年の間に、なんと私たちの寿命は30年以上も伸びた**ことになります。

織田信長が本能寺で没したのは１５８２年といわれていますから、３００年以上もの間、変わらなかった人生50年という価値観が、そこからのたった70年で大きく変わったということになります。

そして同時に、寿命の伸びについていけない身体の部位も増えていきました。

寝たきりも認知症も、足腰が弱って歩けなくなることも、のどが衰えて食べ物を飲み込めなくなることも、人生50年の頃には考えられなかったことです。

私たちの身体は、まだまだ人生80年の生き方に適応しきっていないのです。それでも私たちは長生きをしたいと願い、実際に寿命の伸びもとどまるところを知りません。近年ではとうとう人生100年時代という言葉も出てきました。

生まれてから死ぬまでが100年の時代で、そのうち私たちが健康に生きているのはいったい何年間なのでしょうか。近代医療では、この健康寿命を伸ばすための取り組みに多くの時間とお金を割いてきました。せっかく100年生きられても、私たちの身体が50年で動かなくなっていたら意味がありません。

現代は、まだまだ寿命の伸びに対して健康寿命の伸びが追いついていない時代です。

さて、ここで冒頭の質問に戻ります。

健康に優先順位というものがあるなら、あなたはどこから健康になりたいと考えますか？

もう十分に寿命は伸びました。

死に至る病も（まだまだありますが）だいぶ減りました。

そうしたら、次は健康寿命に関する部分になってくるでしょう。

定年退職後に夫婦そろってウォーキングしている姿が増えましたね。きっと健康のためでしょう。健康寿命への意識は年々高まっているように感じます。

ですが、まだまだ尿もれ対策の優先順位は低いようにも感じているのです。


私は年間800件、尿もれの手術を行なっていますが、その半数は、きちんと予防をすれば手術までいかずに済んだのだと思っています。しかし、尿もれに悩んでいる方の多くは、家にこもりがちで誰にも相談できず、有効な情報も伝わりにくくなっているのでしょう。

尿もれは想像以上に、私たちの生活を不便で閉鎖的にしてしまいます。


命に直接、関わる分野ではないからこそ、悩みこそすれ対策は遅くなりがちです。

恥ずかしいからと、自分が尿もれに悩んでいることを誰かに打ち明けるのにも時間がかかります。

その間、**ずっと尿意に怯《おび》えながら生活する**のです。

おしゃれもしなくなり、外出も億劫《おっくう》になって、初めて訪れる場所ではトイレがどこにあるのかばかり気にしてしまうようになります。夜、何度も尿意によって起こされてしまいます。

せっかく丈夫な足腰を維持できていても、そして、おいしいものを食べる虫歯のない歯があっても、尿もれが嫌でレストランへ出かけられなくなってしまうかもしれません。

尿トラブルは、みなさんが積み上げてきた健康を根底から崩す恐ろしさをもっているのです。


本書では、尿もれを中心としたさまざまな尿トラブルを、わかりやすく解説しました。また、できるだけ予防、対策ができるように自宅でできるエクササイズの紹介に大部分のページを割いています。

それというのも、新たなる健康対策として、尿もれ予防を実施してほしいからです。健康のためにストレッチやウォーキング、ランニングをするように、尿もれの対策を行なう社会になってほしいと、私が切に願っているからです。

尿もれに対する正しい認識が広がり、尿もれに悩む方が一人でも少なくなってくれることを願って本書を記しました。

そして、本書を手に取っていただいたあなた。もう大丈夫です。あらかじめ本書のオチを話してしまっていいのなら――

「**尿もれは99%治せます**」。

尿もれがピタッととまる　骨盤体操&スクワット　目次

はじめに　002

あなたの尿もれはどのタイプですか？　014／尿もれがいやなら、骨盤底筋を鍛えましょう　016／あなたに合ったエクササイズはどっち？　018／
基本の骨盤底筋体操　020／スクワットの正しいフォーム　021／イスに座って、
青竹を踏んで。骨盤底筋を鍛える　022／無理なく効果絶大！　イスを使った簡単スクワット　023／スクワット30日チャレンジ　オリジナルプログラム　024

第1章　みんな尿トラブルを抱えている　025

あなたもきっと、「クラスに5人」のなかにいる　026
高齢者のひきこもりは、尿もれからスタートしていた　031
夜間頻尿の人は、そうでない人より2倍死にやすい？　035
尿を出すのも溜めるのも、筋肉ががんばっている　037

お尻が垂れてくるとき、内臓も垂れてきている 041
尿もれは、妊娠したときからはじまっていた 044
男性に多い尿トラブルとは 046
もしかしたら頻尿？　そもそも尿ってどれくらい出るの 050
頻尿……水のとりすぎかも 055
尿もれを悪化させないためには「恥ずかしがらない」こと 061
骨盤底筋体操で、尿もれは改善できる 063

第2章 タイプ別 尿もれの原因

071
体の動きで尿もれしている「腹圧性尿失禁」 072
原因は骨盤底筋のゆるみ 073
妊娠、出産は骨盤底筋に大ダメージ 075
ゆるみっぱなしだと、内臓が落ちてくる「骨盤臓器脱」 079
セルフチェック！　骨盤底筋のゆるみ 082

もれる！　と思って間に合わないのが「切迫性尿失禁」 084
落ちた内臓が、おしっこのセンサーを刺激する 086
膀胱や尿道の炎症は、女性なら誰でもなりうる頻尿リスク 087
神経トラブルで、尿意が我慢できなくなる 089
尿意切迫感＋頻尿＝「過活動膀胱」 092
2つの尿もれに悩まされる「混合性尿失禁」 095
放っておくのが一番危険 103
男性の尿トラブルは前立腺から 105
前立腺が大きくなる「前立腺肥大症」 106
3つの段階と7つの症状 107
恐怖の「いつ流性尿失禁」 112
アンケート検査で簡単チェック 115
そのほかの尿もれ 117
誰もが尿もれになりうるが、誰もが尿もれを改善できる 119
尿もれがいやなら、骨盤底筋＋アルファを鍛えなさい 121

第3章

尿もれ改善エクササイズ

123
骨盤底筋体操 vs スクワット 124
身体を動かすことが健康を手に入れる第一歩 127
骨盤底筋のゆるみを改善する骨盤底筋体操 132
骨盤底筋体操① 基本の骨盤底筋体操 134／骨盤底筋体操②-A あお向けで行なう骨盤底筋体操 136／骨盤底筋体操②-B 四つん這いになって行なう骨盤底筋体操 137／骨盤底筋体操③-A 座位で行なう骨盤底筋体操 138／骨盤底筋体操③-B 立位で行なう骨盤底筋体操 139／骨盤底筋体操④ 尿を我慢しながら青竹踏み 140／骨盤底筋体操⑤ 膀胱を柔軟にほぐす会陰部マッサージ 142
下半身全体を鍛えるスクワット 144
スクワット① 基本のスクワット 146／スクワット② イスを使ったスクワット 152／スクワット③ イスの背をつかんでスクワット 154／スクワット④ ワイドスクワット 156／スクワット⑤ ランジスクワット 158
有酸素運動で尿トラブルを改善する骨盤ウォーキング 160
月100kmのスローランニングで健康体！ 168

第4章
「尿」の問題お悩み解決Q&A 173
Q1 そもそも、なんで冷えると尿意をもよおすのですか？ 174
Q2 尿意を遠ざける簡単な方法はありませんか？ 176
Q3 夜間多尿はなぜ起こるのですか？ 178
Q4 夜間頻尿を減らす方法とは？ 180
Q5 用を足したあと、ズボンに尿がにじむのを防ぐ方法はある？ 182
Q6 尿もれ対策商品について教えてください 184
Q7 ホルモンと尿にはどんな関係があるのですか？ 186
Q8 排尿日誌について教えてください 188

第5章
尿もれは99%治る！ 尿もれ治療の最前線 191
運動＋治療で、尿もれは必ず治せる 192

「腹圧性尿失禁」の手術は、メッシュに注意！ 194
心臓手術を、過活動膀胱の治療に応用!? 197
勃起薬と毛生え薬が、前立腺肥大症を治療する!? 200
出産の高齢化によって尿トラブルはより無視できないものに 202
乳がんの治療が尿トラブルを引き起こす!? 204
明るい老後に尿もれはいらない 206

巻末付録

「スクワット30日チャレンジ」オリジナルプログラム 212

あなたの尿もれはどのタイプですか？

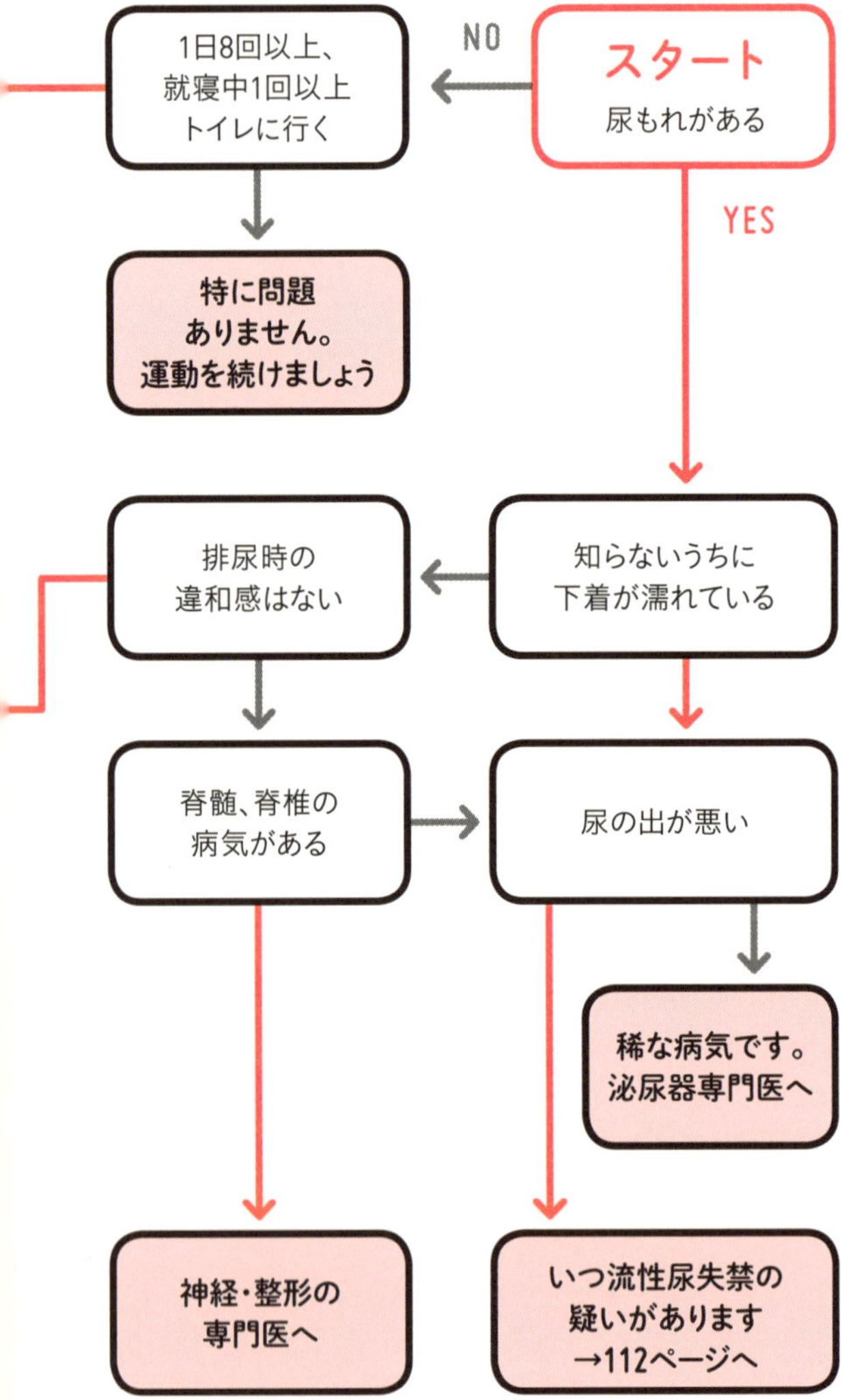

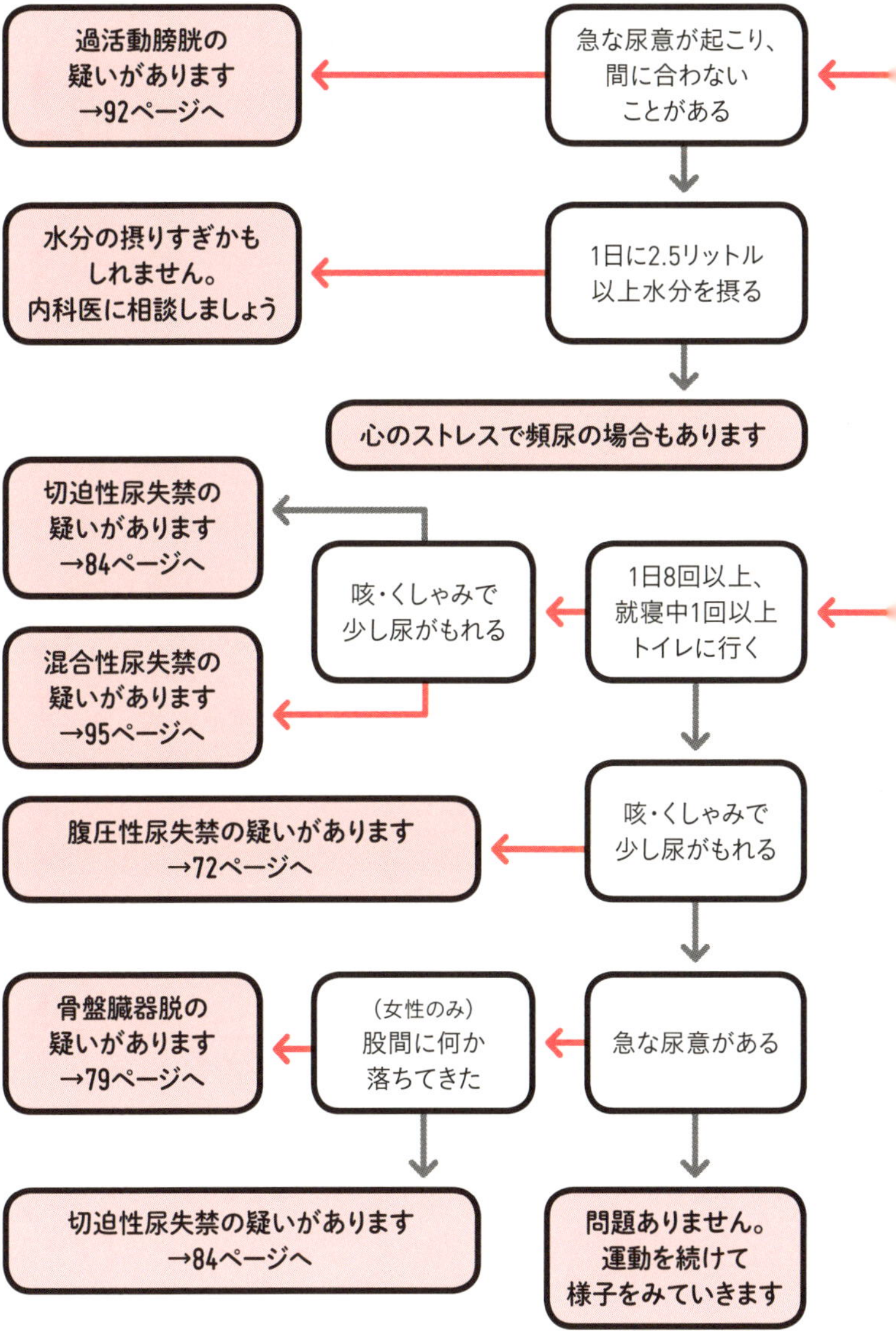
急な尿意が起こり、
間に合わない
ことがある
過活動膀胱の
疑いがあります
→92ページへ
1日に2.5リットル
以上水分を摂る
水分の摂りすぎかも
しれません。
内科医に相談しましょう
心のストレスで頻尿の場合もあります
1日8回以上、
就寝中1回以上
トイレに行く
咳・くしゃみで
少し尿がもれる
切迫性尿失禁の
疑いがあります
→84ページへ
混合性尿失禁の
疑いがあります
→95ページへ
咳・くしゃみで
少し尿がもれる
腹圧性尿失禁の疑いがあります
→72ページへ
急な尿意がある
（女性のみ）
股間に何か
落ちてきた
骨盤臓器脱の
疑いがあります
→79ページへ
切迫性尿失禁の疑いがあります
→84ページへ
問題ありません。
運動を続けて
様子をみていきます

尿もれがいやなら、骨盤底筋を鍛えましょう

骨盤底筋は、ハンモックのように臓器を支えながら、同時に尿道や膣、肛門を締めている、役割の多い重要な筋肉です。一方で、ゆるみやすい筋肉でもあり、加齢や肥満、出産などでダメージを受けると、尿もれの原因となってしまいます。

［骨盤底筋はどこにある？］

女性

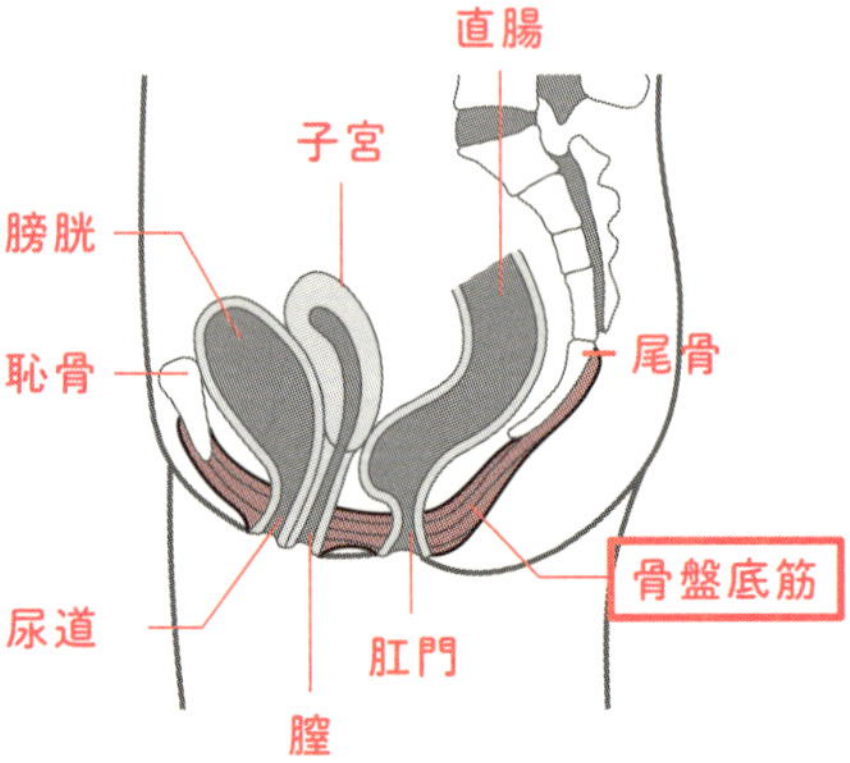

男性

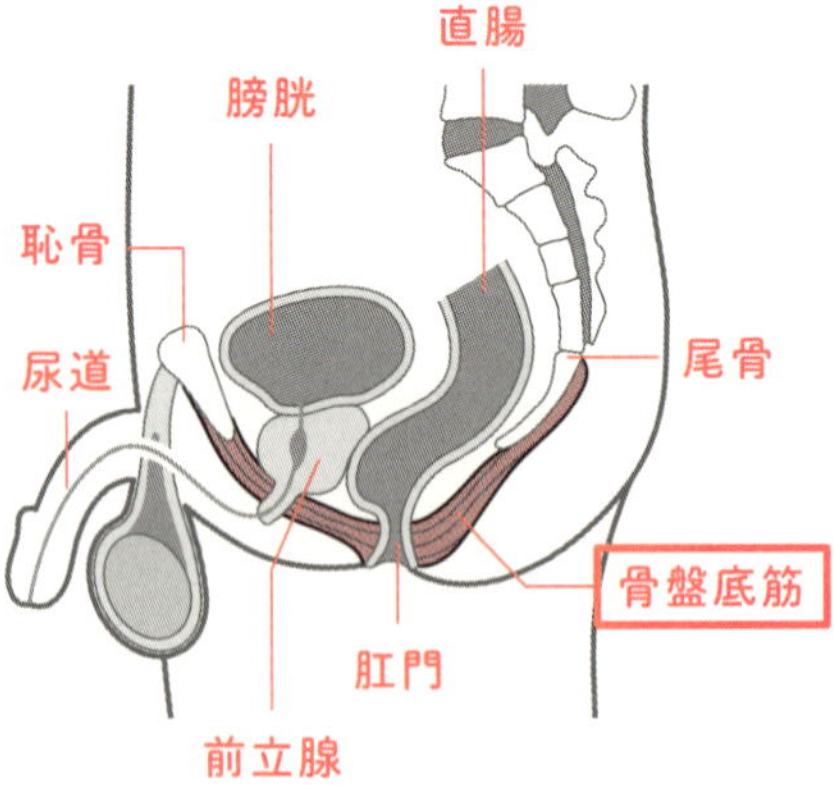

骨盤

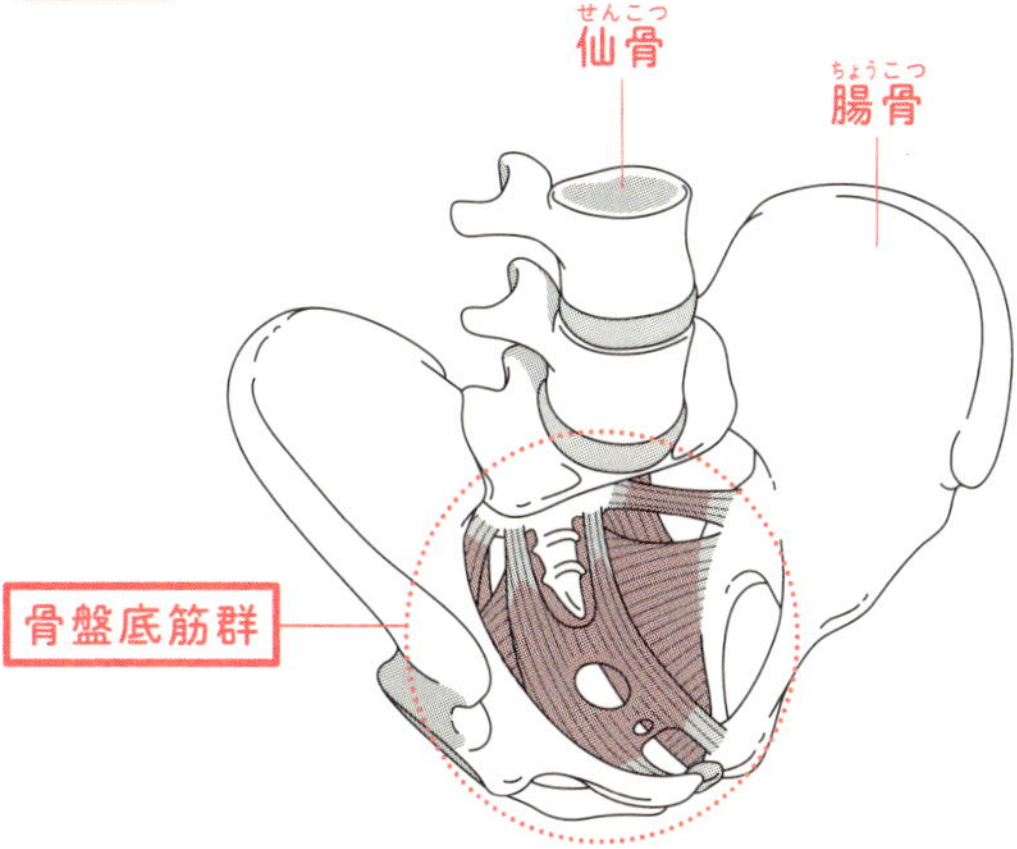

骨盤底筋群（下から見たところ）

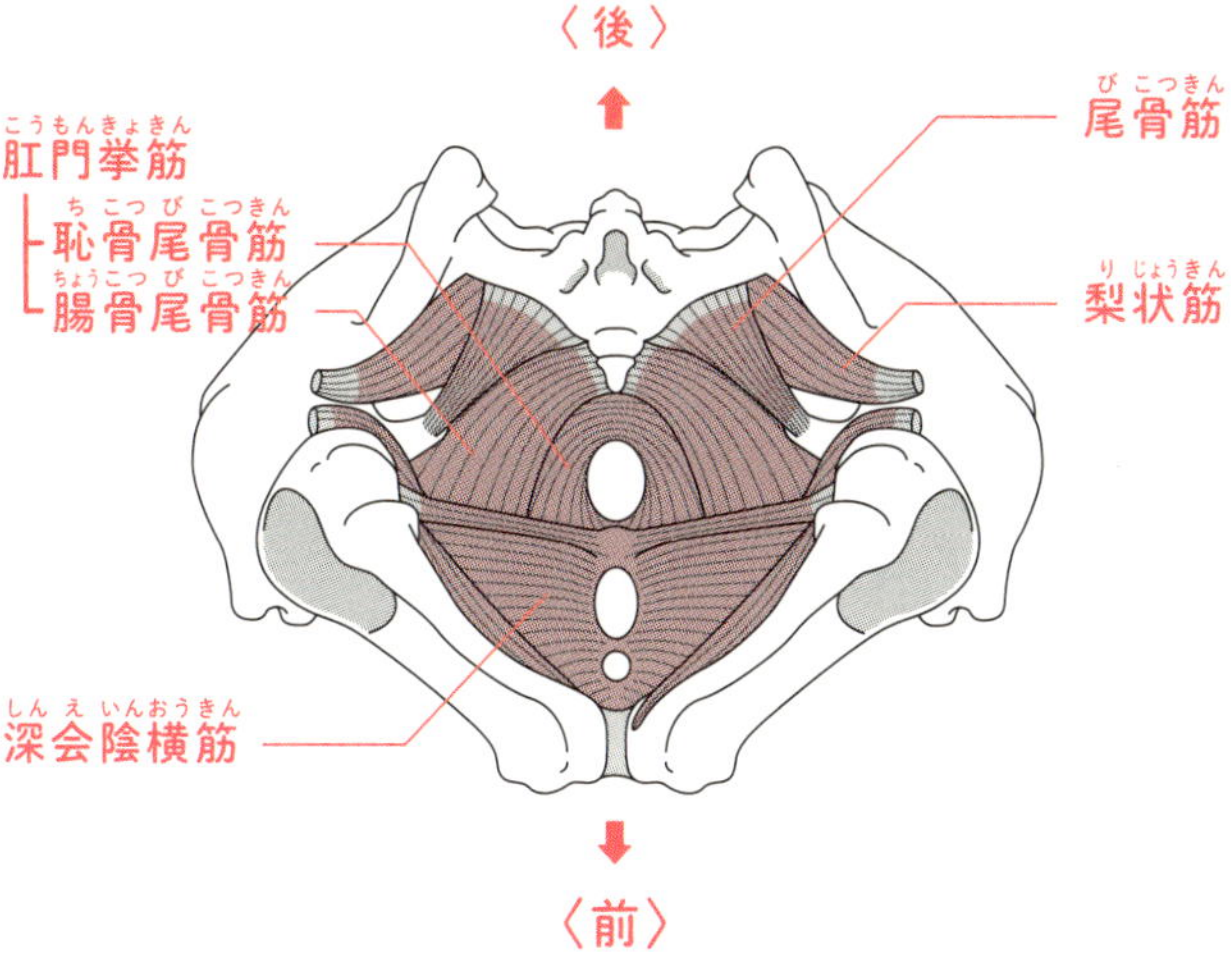

尿トラブルの定番

骨盤底筋体操

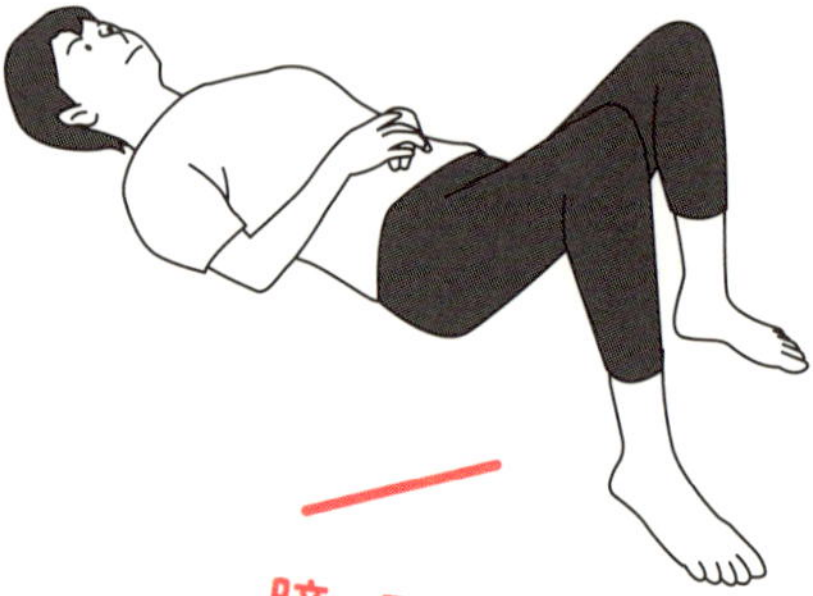

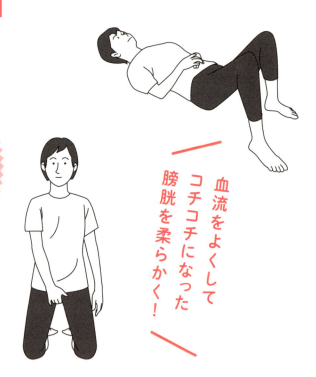

血流をよくして
コチコチになった
膀胱を柔らかく！

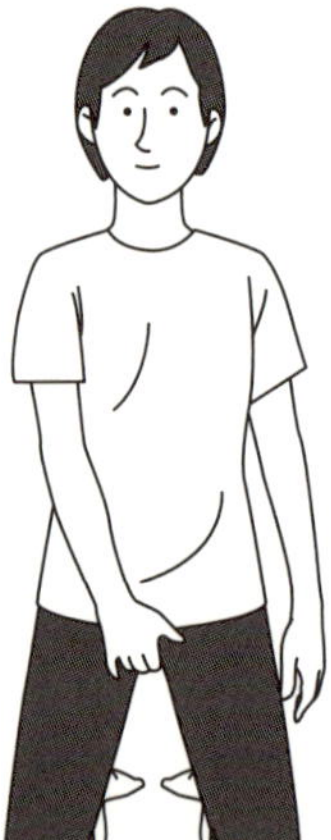

本書でご紹介するエクササイズは大きく分けて2種類。ひとつは尿もれ予防・改善の定番である「骨盤底筋体操」、もうひとつは、アメリカでブームになっている「スクワット」です。骨盤底筋をピンポイントで鍛える骨盤底筋体操か、下半身全般の筋力アップに効果的なスクワットか、どちらが優れているかの結論はまだ出ていませんが、あなたに合ったほうのエクササイズを選んで、無理なく続けることが正解です！

全米で大ブーム

スクワット

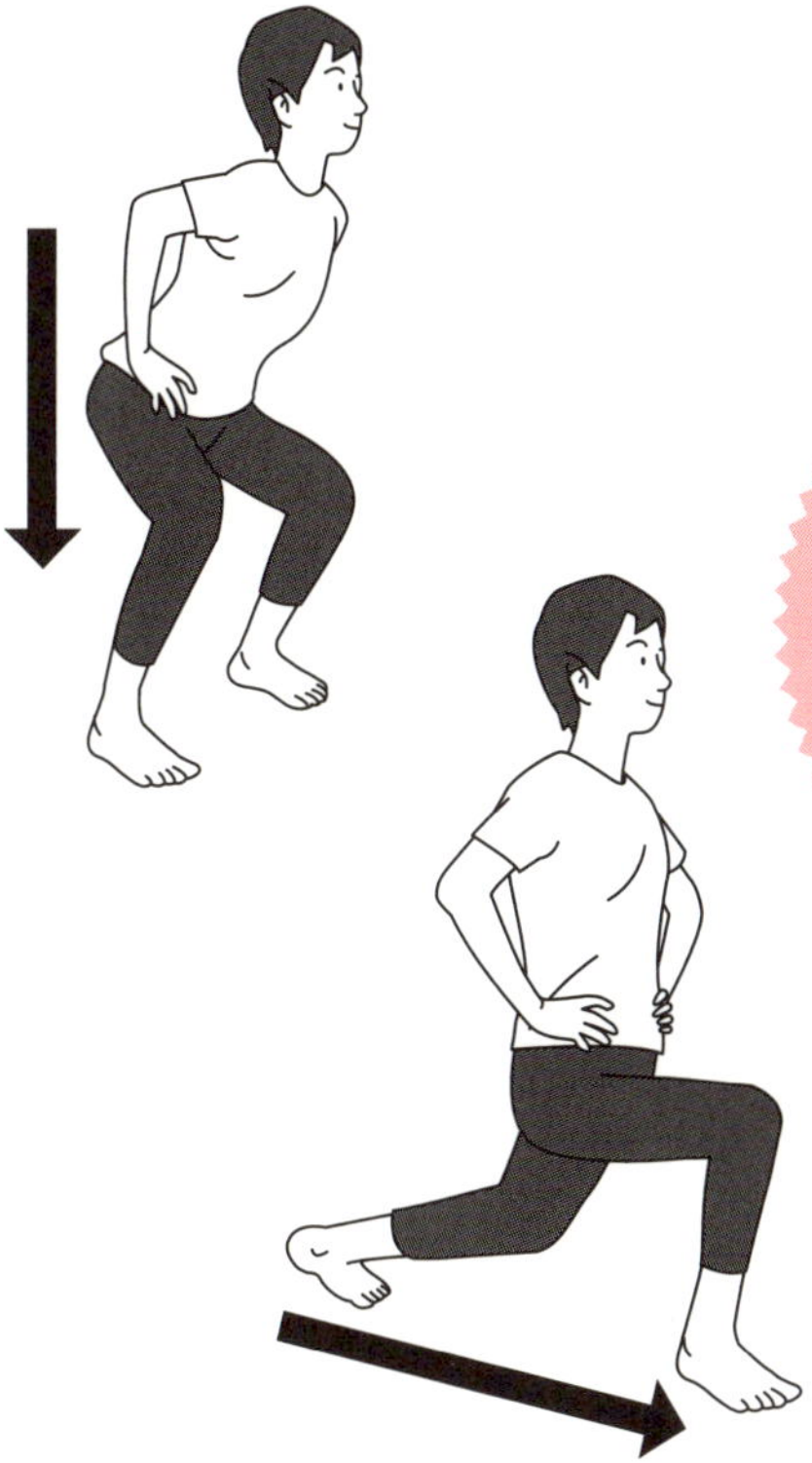

下半身の筋力アップで
尿もれをピタッと止める!

V

あなたに合った
エクササイズはどっち?

基本の骨盤底筋体操

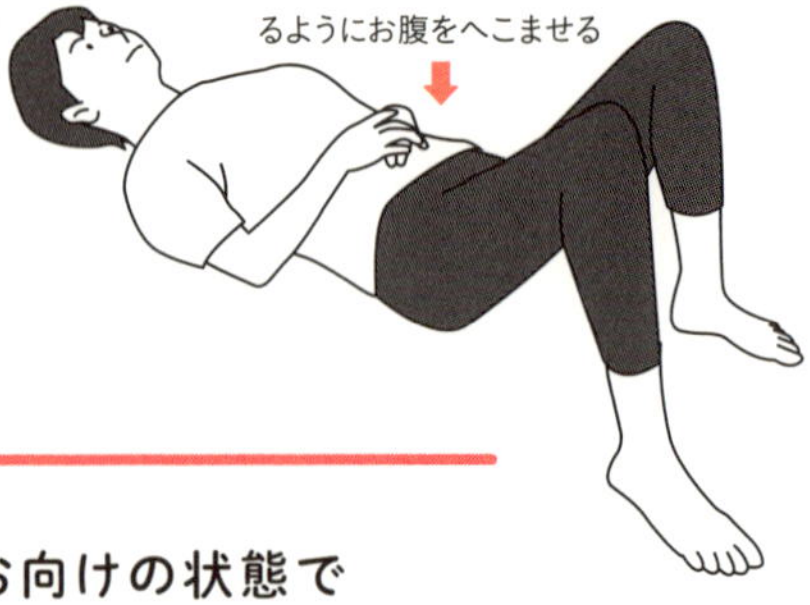
内蔵を体の上方へもち上げるようにお腹をへこませる

あお向けの状態で膣を締める

床にあお向けに寝てヒザを曲げ、足は腰幅に開いてお腹を引っ込める。この姿勢を維持しながら、ゆっくりと膣（男性の場合はお尻の穴）を締める（10回）

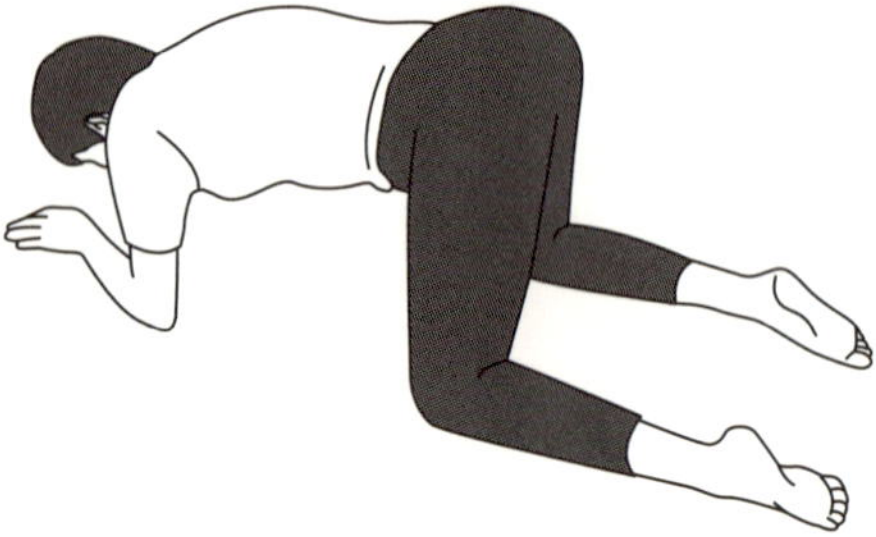

四つん這いになり膣を締める

四つん這いの姿勢から、ヒジを曲げて床に両腕をつけ、ゆっくりと頭を下げながら膣（男性の場合はお尻の穴）を締める（10回）

← 136-137ページへ

スクワットの正しいフォーム

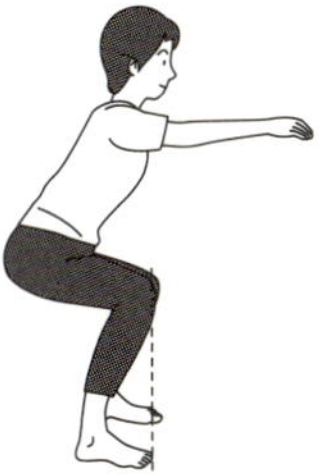

しっかりと頭から上がっている

姿勢を崩さずに上がることで、下半身の筋肉を満遍なく使ってスクワットすることができる

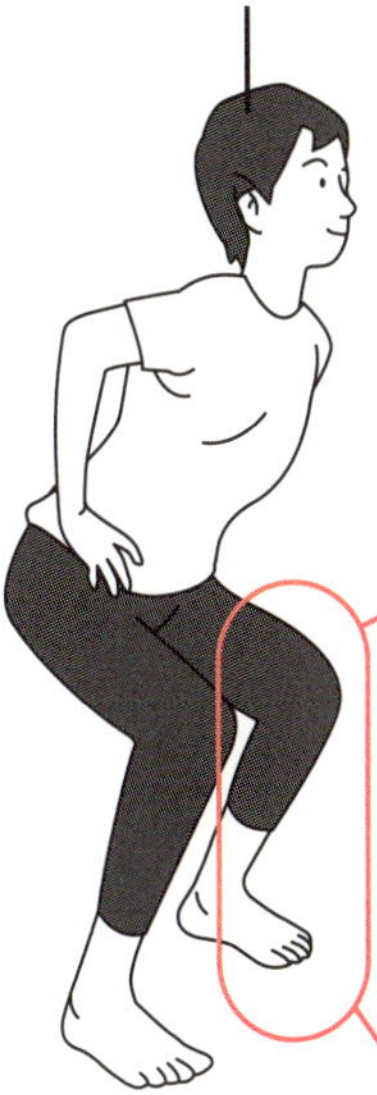

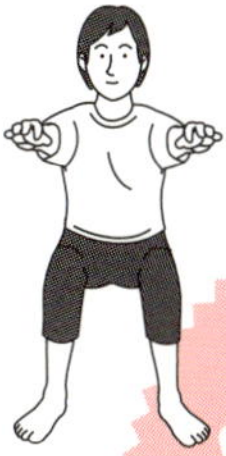

つま先とヒザが同じ方向

つま先とヒザが同じ方向を向くことで、適切な負荷をかけることができる

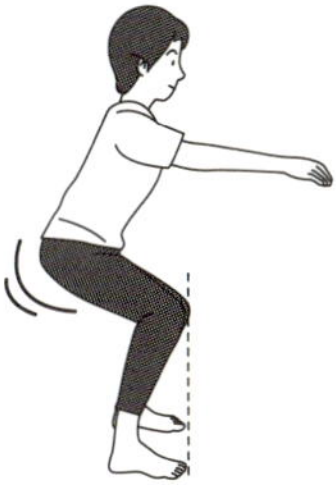

ヒザがつま先より後ろにある

ヒザがつま先よりも後ろにくることで、お尻や太ももの筋肉に効果的に負荷をかけられている

ゆっくりと腰を落とし、立ち上がる

浅いと効果が半減してしまうため、太ももと床が平行になるくらいまでしっかり腰を落とす

← 146-147ページへ

イスに座って、青竹を踏んで。骨盤底筋を鍛える

S

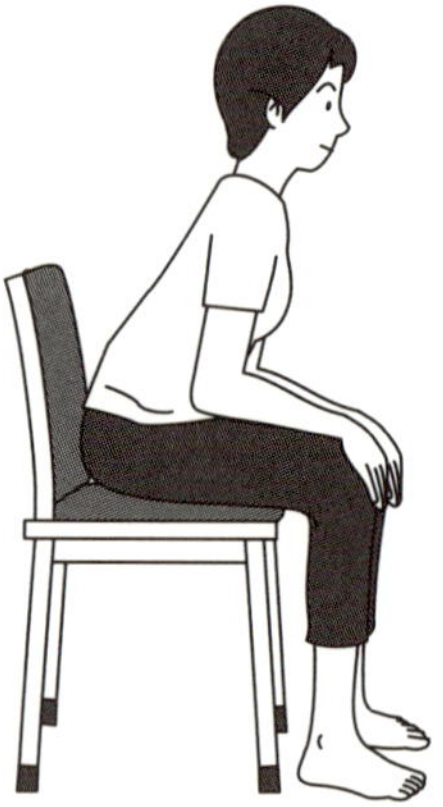

座った状態で骨盤底筋を鍛える

イスに深く腰かけて、やや前かがみの姿勢で。足は肩幅に開き、足の裏をしっかりと床につけた姿勢をキープしたまま、ゆっくりと膣(男性の場合はお尻の穴)を締める(10回)

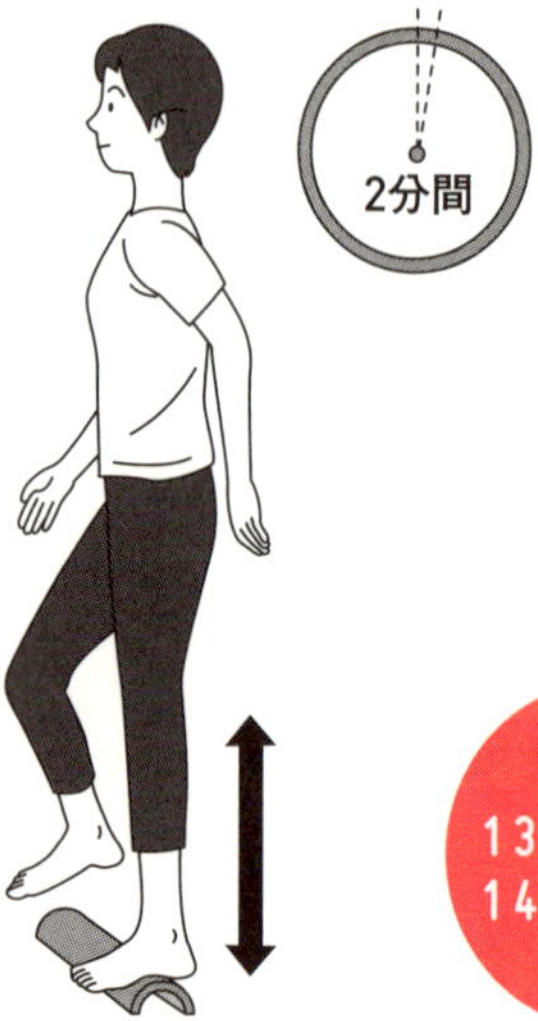

朝夕に青竹を踏む

おしっこを我慢しながら青竹踏み。足のツボが刺激されることによって、膀胱の電気(脳からの信号)の流れが改善され、膀胱に尿を溜めることができるようになる(2分間)

← 138ページ 140ページへ

無理なく効果絶大！
イスを使った簡単スクワット

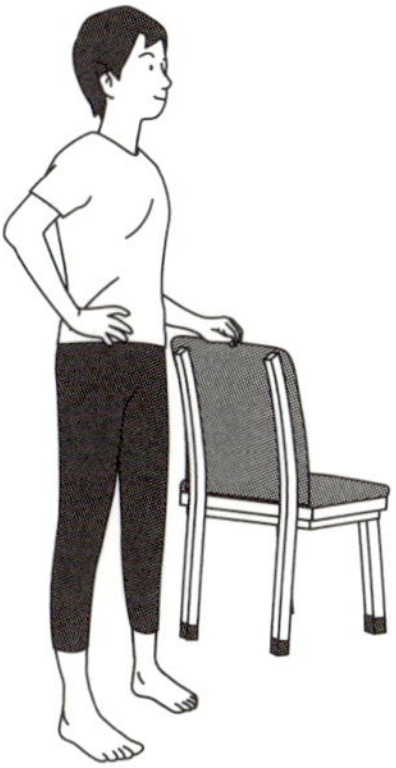

① イスの背に手をかけて立つ

足は肩幅に開いておき、このまま自然にスクワットできるようにしておくこと

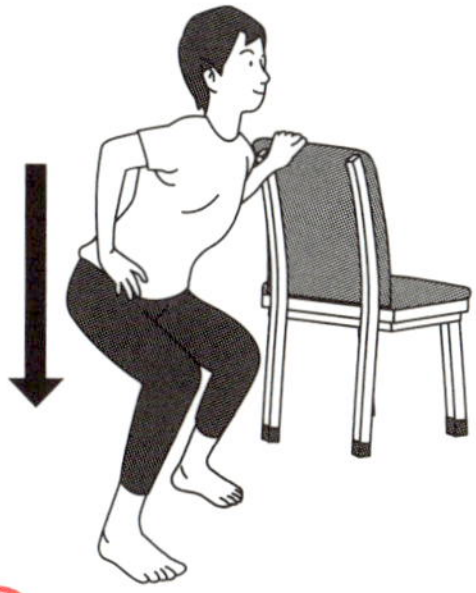

② ゆっくりと腰を落とし、立ち上がる

腕で立ち上がろうとするとフォームが崩れてしまうので、あくまでもイスは補助として使うこと

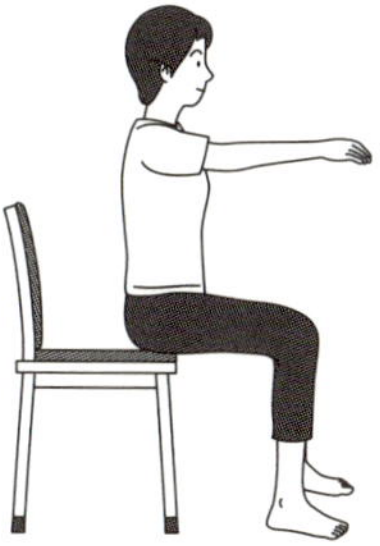

① イスに浅く腰かける

背筋を伸ばして座り、上半身の姿勢をキープし続ける意識をもつこと

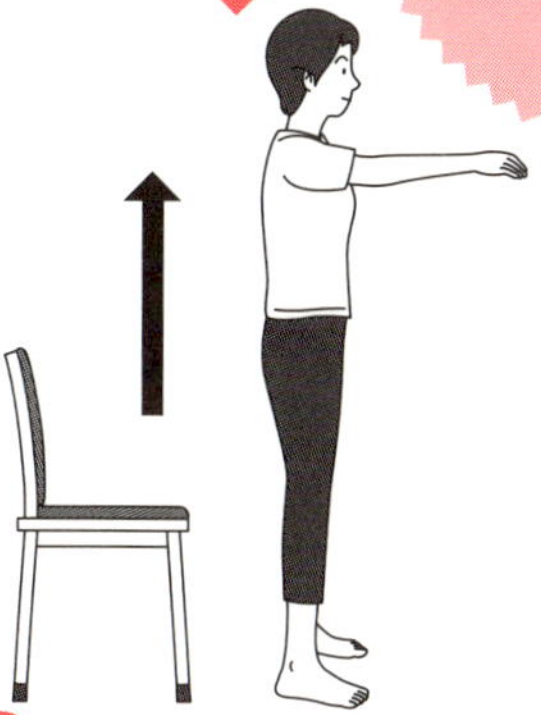

② 腕を使わず立ち上がる

立ち上がるとき上体が前に傾き、顔がヒザより前に出てしまうと腰に負担がかかるので注意

← 152ページへ

スクワット30日チャレンジ

オリジナルプログラム

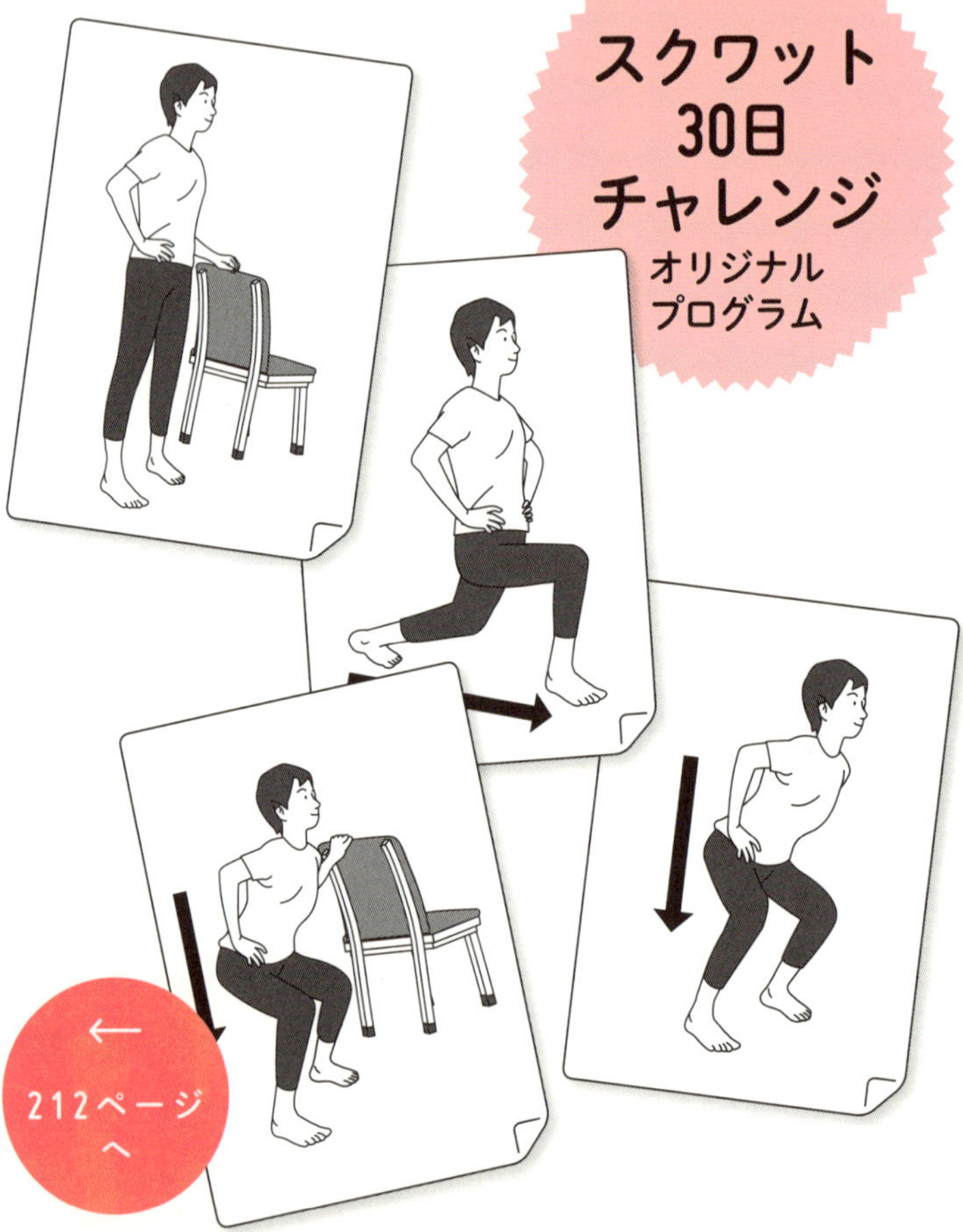

← 212ページへ

毎日同じトレーニングを行なっていると飽きてしまいがち。そこで本書は、その日の気分によって好きなトレーニングが選べ、なおかつ目標達成までのスケジュールが組みやすいプログラムを作成しました。

全米で行なわれている「スクワット30日チャレンジ」を参考に、より日本人に合った内容で、無理なく続けられるように改良しました。

自分のペースでいいので、ぜひともチャレンジしてみてください。

第1章

みんな尿トラブルを抱えている

あなたもきっと、「クラスに5人」のなかにいる

小学生のとき、クラスで授業中におもらしをしてしまった子がいました。振り返れば仕方ないことだったのかもしれませんが、当時はそれを笑うクラスメートもいました。子ども時代に似たような思い出を持つ方は多いでしょう。

やがて、中高年になり、こうしたアクシデントとは無縁になるのかというと、そんなことはありません。いやむしろ、高齢化を迎え、増えているといっていいでしょう。さすがに当時のように指をさして笑われるということはありません。また、未だ尿トラブルの経験がない人にとっては、どこか他人事のように思えているかもしれません。

しかし、想像以上に尿トラブルに見舞われている人の数は多いのです。

実際、今**40代の男女8人に1人は、何らかの尿トラブルを抱えている**といわれています。

小学校の40人のクラスで考えれば、クラスに5人の計算です。そしてこの割合は歳を重ねるごとに増えていきます。

中高年にとって尿トラブルは、どこかの誰かに起こる問題ではなく、あなた自身にも起こり得る身近なものです。もらしてしまったら陰で笑われるのではないか、そうならないために、どうやって周囲に隠そうか……。恥ずかしがって周囲に打ち明けていないだけで、そんな悩みを抱えている方が、大勢います。

実際、尿もれ対策の成人向けおむつは、年々売り上げが増加しています。そして向こう何年も、この流れは変わらないでしょう。予防や対策のためにも、尿もれを知っておくことが大切です。

ケース1　尿もれは、いつも通りの生活をつまづかせる

Kさんは60代ですが、旅行が大好きで、よくツアーなどにも行くアクティブな方でした。

しかし、ふたりの子どもも無事に育ち、さあ楽しい老後を過ごそうというタイミングで、子宮に違和感を覚えます。

――おならが子宮から出るような、そんな変な感じがする。

気になったKさんは産婦人科に行くと「**子宮が下がってきている**」と言われました。

このときから、Kさんは尿トラブルにも煩わされるようになります。

なぜか、何度もトイレに行きたくなるのです。

お腹を冷やしてしまったのか、水を飲みすぎてしまったのか、Kさんは思い当たる原因をしらみつぶしに探していきますが、まったくおさまる気配がありません。

そうしているうちに、今度はトイレに行ってもなかなか尿が出なくなってしまいま

した。それでも尿意はおさまらないので、Kさんはウォシュレットやティッシュを尿道口に当て、刺激を与えて無理やり排尿しました。

何度もトイレに行きたくなるのに、いざトイレに行くとなかなか出ない。

ひどいときは10分に1度はトイレのことを考えていた、とKさんは話してくれました。

外出する前には、尿意がなくてもトイレに行って、出し切るまでがんばってから出かける。Kさんの新たな習慣になってしまいました。そうすれば外でトイレに行きたくなっても、私は出し切ったからもう膀胱に何も残ってないんだと、自分に言い聞かせられるそうです。大好きだったツアー旅行も、休憩のたびにトイレに駆け込んで、必死に力《りき》んで尿を出し切るようにしたそうです。

Kさんはとうとう病院に行くことを決意し、今年、私のもとにやってきました。

Kさんのケースは、**子宮が衰えて下に落ちてきてしまったことで、おしっこのセンサーが押し潰され、血流が悪くなってしまった**のだと考えられます。そのため、わざわざ刺激しないとセンサーが反応しなくなってしまったのでしょう。また、子宮が本来とは異なる位置になってしまったため、力んでも膀胱が落ちるだけになっていきます。これではなかなか尿は出てきません。

Kさんほど症状が重くなってしまうと、手術での治療になってしまいます。

日常生活のなかで、尿もれは明らかに行動を邪魔する症状です。Kさんのように、電車で外出する際にトイレが気になって何度も途中下車してしまったり、渋滞が怖くて自動車での外出を控えたりするようになります。せっかくどこかに出かけても、トイレの場所がわからないだけで不安になるかもしれません。また、働いている方であれば、会議の終了時間が気になって、会議そのものに集中できなくなることもありえます。

こうなると、家族や友人とのレジャーも楽しめないだけでなく、仕事に支障をきたすことにもなります。

本来、トイレなんて頭の片隅にしか存在しなくていいものです。しかし、尿もれになると、頭のなかでトイレの存在感がどんどん大きくなっていきます。そしてついには、トイレを中心に物事を考えるようになってしまうのです。

高齢者のひきこもりは、尿もれからスタートしていた

ここで、衝撃的なデータをご紹介しましょう。

２０１６年にユニ・チャーム株式会社が行なった尿もれが日常生活に与える影響の実態調査で、尿もれに悩む60～70代の患者の４人に１人は「週５日以上家から出ない」と回答しているのです（↓P34グラフ参照）。**週に２～３日家から出ない方の割合を含めれば、50％以上は尿もれによって家にひきこもるようになってしまっています。**何よりも恐ろしいのは、毎日家から出なくなった方が11％もいるという事実です。

60～70代といえば、定年退職し、夫婦で第二の人生を歩みだす頃合いです。せっかくこれまで大きな病気やケガもなく無事に過ごしてきて、さあ2人で旅行に行こう、孫と一緒に遊園地に行こう、そういった明るい展望が、本来この年代の方たちには溢

れていてしかるべきだと思います。
それが、尿がもれるというだけで、週に5日以上家にひきこもってしまうのです。私はこの実態を看過できません。

若い世代ですら、これほどひきこもっていたら心身ともに疲弊してしまうでしょう。病気にだってかかるかもしれません。ましてや60～70代の方がひきこもってしまっては、健康を維持するのはかなり困難です。

実際に、外出の頻度が週に1回以下の人はそうでない人と比べて、さまざまな障害が発生しやすくなります。

外出頻度の多い人の危険度を1とした場合、週に1回以下しか外出しない人は、歩行障害になるリスクが3・2、認知障害になるリスクが3・1というデータがあります。

これらの障害について本書で言及することは避けますが、健康だった人が尿もれを患い、それによってひきこもり、認知症になってしまう。このようなケースは決して珍しいものではありません。

昨今の健康ブームで、病気にならない食生活などを心がける人が増えてきたように感じます。それ自体はとても喜ばしいことですが、せっかくその結果として病気のない老後を迎えたとしても、尿もれひとつですべて瓦解してしまうことがあるのです。そして往々にして、尿トラブルに見舞われるまで、この問題を軽視する方、問題だと思いもしない方が多いのが現状です。

尿もれ程度で死ぬことはないと、タカをくっている人もいるでしょう。確かに、尿もれが直接の原因で死に至ることはありません。ですが、尿もれには健康で豊かな生活を簡単に壊してしまう恐ろしさもあるのです。

■「尿もれを不安だと感じる時」はどのようなときですか?

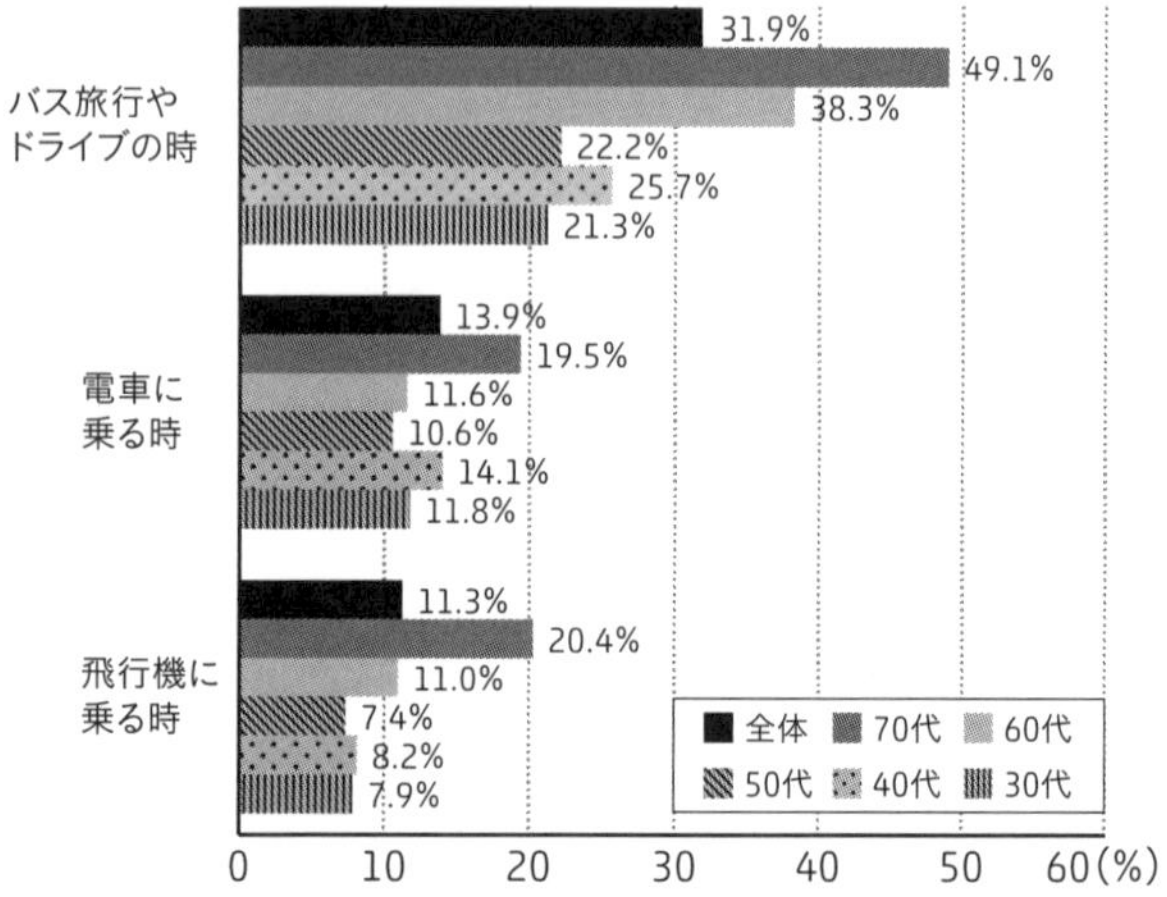

60〜70代はとくに乗り物に乗るときに高い不安を抱く割合が高い
(乗り物関連選択肢抜粋/複数回答)

■1日中家にいる日はどのくらいありますか?

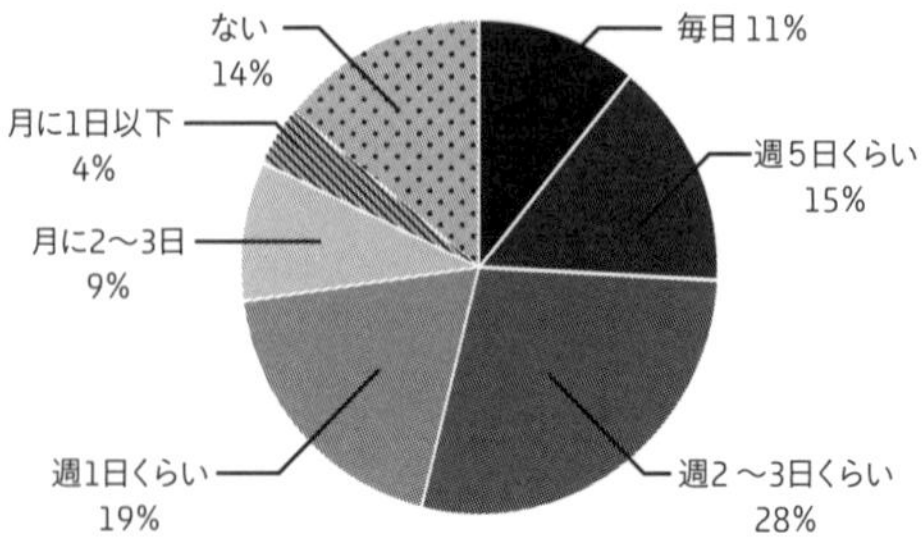

アンケートによると60〜70代の尿もれ患者の26%が週に5日以上外出していない(60〜70代のみ/単数回答)

※出典:ともに「ユニ・チャーム 尿もれが日常生活に与える影響実態調査」(2016)

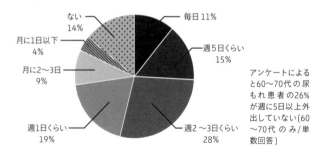

!

夜間頻尿の人は、そうでない人より2倍死にやすい？

夜中に何度もトイレに行きたくなって目が覚めてしまう。尿もれはしないものの、**夜間頻尿**はかなり深刻な症状です。

実は人間の身体は、夜中は日中に比べ、尿を作らないようにできています。**抗利尿ホルモン**という、腎臓で作られる尿の濃さを調整する機能を持っているホルモンがありますが、夜中はこのホルモンが多く分泌されて尿が濃くなり、相対的に尿の量が減るようになっています。寝ている間は濃い尿が少しずつ作られ、膀胱に尿がたまりすぎないようになっているのです。

ちなみに50歳以上の方であれば、統計的にも夜中に1回程度トイレに行くのは普通です（ただし、本人が困っていると感じれば、1回でも夜間頻尿と診断されます）。何度も目が覚めるのはかなり不快ですし、必然的に眠りが浅くなってしまい、翌日にも疲れを残してしまいます。1回起きるだけでもいやなのに、なかには、夜間に3回もトイレに行ってしまう方もいます。3回となると寝た気がしないでしょう。ちなみに夜間3回トイレに行ってしまう方は70代男性で30％くらい、女性だと15％くらいいるといわれ、想像以上に多くの人が、夜間頻尿に悩まされています。

完全に因果関係が明らかにされているわけではありませんが、夜間頻尿によって眠りが浅くなってしまうことが、いわゆる**睡眠負債**（日常的な睡眠不足が借金のように積み重なり、やがて心身の健康に悪影響を及ぼすこと）を引き起こしかねません。

北欧での研究で、高齢者の集団を4年間追跡調査したものがあり、そのなかで夜間頻尿だった高齢の方は、そうでない方より2倍も多くの方が亡くなっていたのです。日本でも同様の調査があります。東北大学の調査で2003年から5年間高齢者の追跡調査をしたもので、この調査でも**夜間頻尿の方はそうでない方より高い死亡率**でした。

また、高齢の方が夜中に何度も起きてトイレに行くことは、**転倒のリスク**を高めてしまいます。真っ暗な中、ろくに明かりもつけず歩くのは、若い人にとっても危険です。実際に夜中にトイレに行こうとして転んだ高齢の方が骨折してしまった事例は多発しています。

その他、健康な人でも**眠りが浅いと脳梗塞や心筋梗塞にかかりやすくなる**とされ、これらも寿命低下にかかわっているでしょう。

尿を出すのも溜めるのも、筋肉ががんばっている

ちょっと物騒なことも書いてきましたが、そもそも排尿とはどういった行為なのでしょうか。ここでおさらいしておきましょう。

まず、みなさんが尿を垂れ流しにしないですむのは、膀胱があるからです。膀胱は風船のように膨らんだり縮んだりする柔軟性の高い器官で、私たちの身体は、まず尿をここに溜めます。

膀胱に一定量の尿が溜まると、おしっこのセンサーが反応します。そうすると私たちは尿意を感じるのです（もちろん、尿意を感じる前に排尿することも可能です）。

その際、私たちの脳が排尿すべきなのか、今は我慢すべきなのかを判断します。ちなみに、尿を我慢して膀胱にためておくことを**蓄尿**《ちくにょう》といいます。排尿か蓄尿か、脳の判断結果が膀胱と尿道に伝わり、作用します。

蓄尿の場合は尿道を締め、膀胱をゆるめます。膀胱をゆるめることで、より尿を溜められるようにするためです。

排尿の場合は逆に、尿道をゆるめ、膀胱を締めます。膀胱の収縮によって尿が押し出され、排尿するためです。

これらの動きを担当するのが、膀胱や尿道周りにある**排尿筋**《はいにょうきん》、**尿道括約筋**《にょうどうかつやくきん》、**骨盤底筋**《こつばんていきん》といった筋肉です。膀胱や尿道自体には締まったりゆるまったりする能力はありません。周囲の筋肉が動くことで、その役割を果たしているのです。

ざっくりと排尿のしくみを説明しましたが、いかがでしょう？　風船とその口の周

■ 排尿のメカニズム

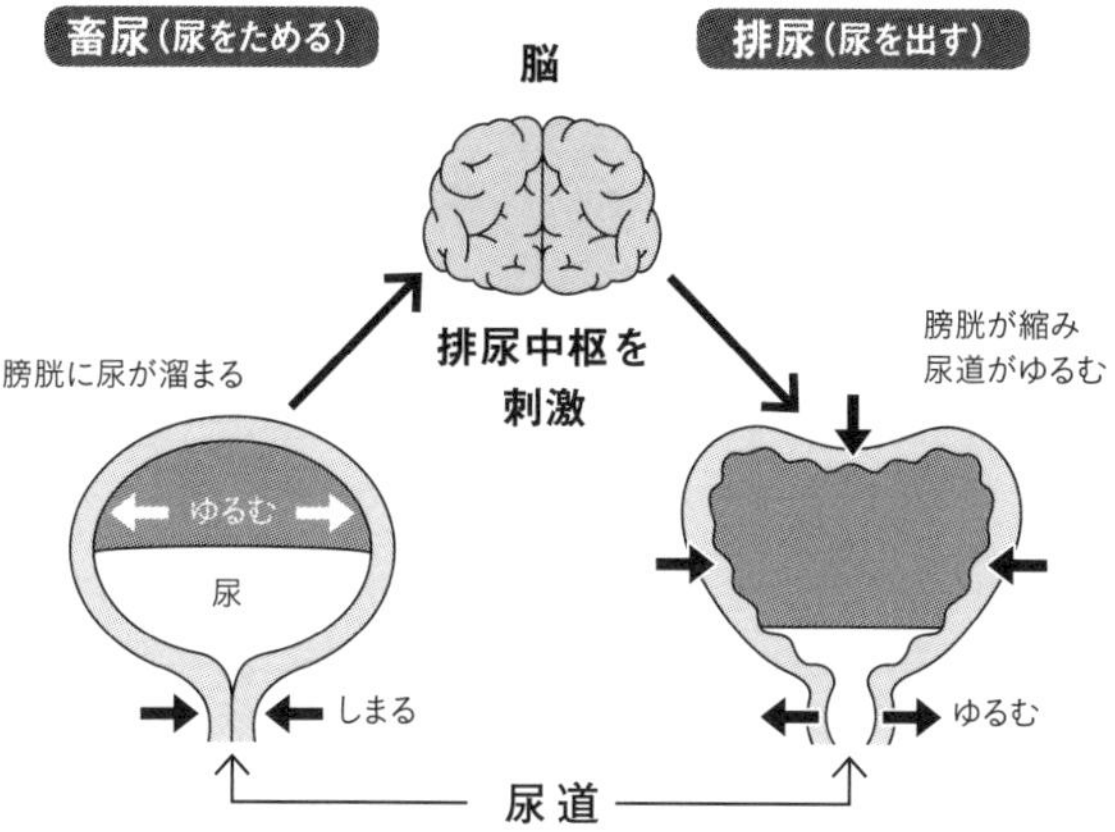

■ 骨盤底筋群（下から見たところ）

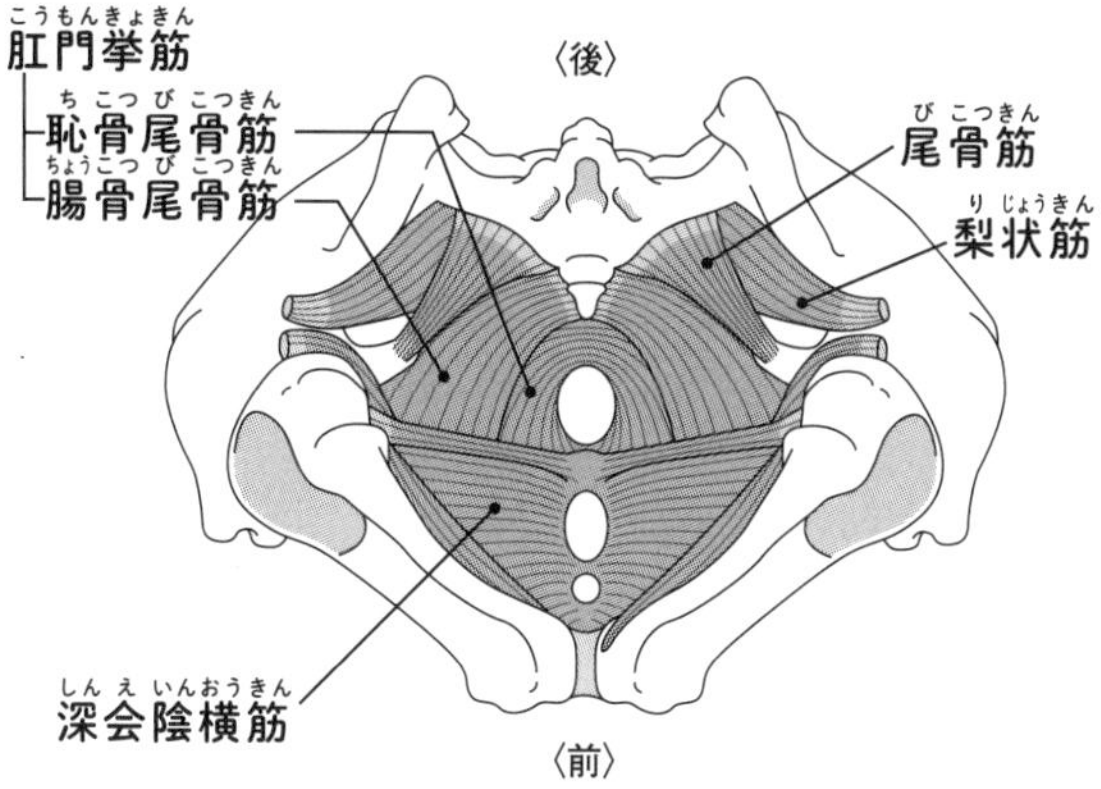

りを筋肉が覆っていて、その動きによって尿をためたり出したりする。これだけです。思ったよりもシンプルだという印象を抱かれた方が多いのではないでしょうか。

しかし尿トラブルは、残念ながらシンプルではありません。まだまだ原因がわかっていない症状もありますし、同じ症状でもそこに至る原因は複数にのぼるものもあります。たとえば、

①頻尿や尿もれなど、尿をためる部分に問題が生じると「**蓄尿症状**」

②尿が出にくくなったり、尿の勢いが弱くなったりするなどの症状は「**排尿症状**」

③残尿感や排尿後に尿がもれる排尿後滴下《てきか》などは「**排尿後症状**」

と、尿トラブルの症状は大きく3つに分類することができます。そして、尿トラブルでは、これらの症状が複数発生することも少なくありません。

一般的にイメージされる尿トラブルといえば、頻尿、尿もれの2つでしょう。ですが残尿感なども立派な症状です。もし本書を読んで自分も該当していると感じるものがあれば、ぜひ一度、最寄りの泌尿器科に相談してみてください。

お尻が垂れてくるとき、内臓も垂れてきている

歳をとると筋肉が衰えていくことは、みなさんもご存じでしょう。では、どれくらいの割合で、筋肉量は減少していくのでしょうか。

答えは年１％です。

20代をピークとして、筋肉量はゆっくりと減っていきます。たとえ年に１％でも、積み重なれば10年で10％、１割減です。

昔のように無理がきかなくなった。すぐ疲れるようになった。思い通りに身体が動かなくなった……。筋肉の衰えは、これらと密接にかかわっています。特に40代を過ぎてから衰えを感じるようになったという人が多いのではないでしょうか。30代ではそこまで影響もなかった筋肉量の減少が、40代からつらくなってくるのです。

もちろん、先ほどお話しした排尿にかかわる筋肉も例外ではありません。身体の内

側にある筋肉ばかりなので自覚症状はないかもしれませんが、ほかの筋肉と同様に衰えていきます。

排尿も蓄尿も、筋肉の動きが肝心です。歳をとると若い頃のように身体が動かなくなるのと同様、排尿もうまくできなくなるのです。

特に**骨盤底筋**（↓左図）は、ハンモックのように臓器を支えながら、同時に尿道や膣、肛門を締めている、役割の多い重要な筋肉です。この骨盤底筋はゆるみやすい筋肉で、たとえば肥満によって支える臓器の重さが増えても、ゆるみはじめてしまいます。**「最近お尻が下がってきた」「下腹の下の筋肉が痛い」などという方は、身体の内側では骨盤底筋がゆるみはじめている**証拠だと思います。

そして、骨盤底筋がゆるむと、尿もれだけでなく、内臓も落ちてきます。内臓を支えるハンモックがゆるむのですから当然のことで、これを「**骨盤臓器脱**《こつばんぞうきだつ》」といいます。第2章でも詳しく触れますが、骨盤底筋のゆるみを放置することは、大変に危険なことなのです。

■ 骨盤底筋の場所

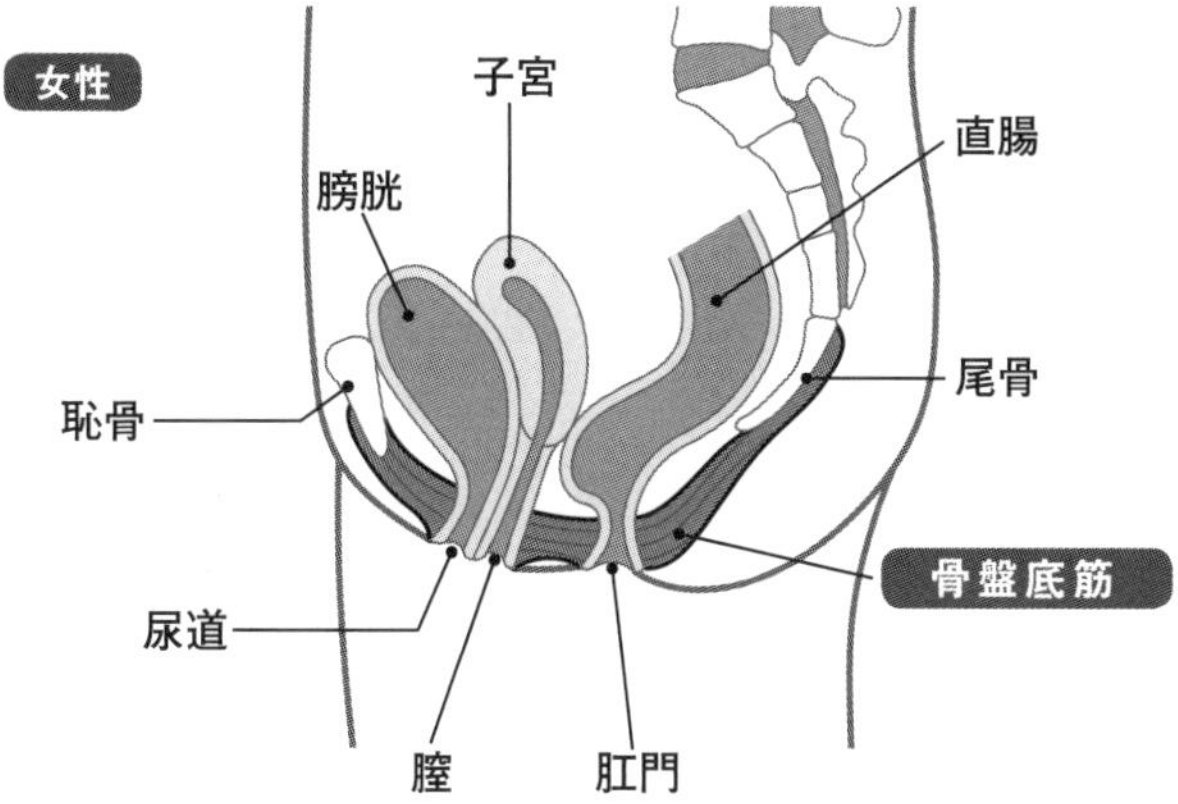

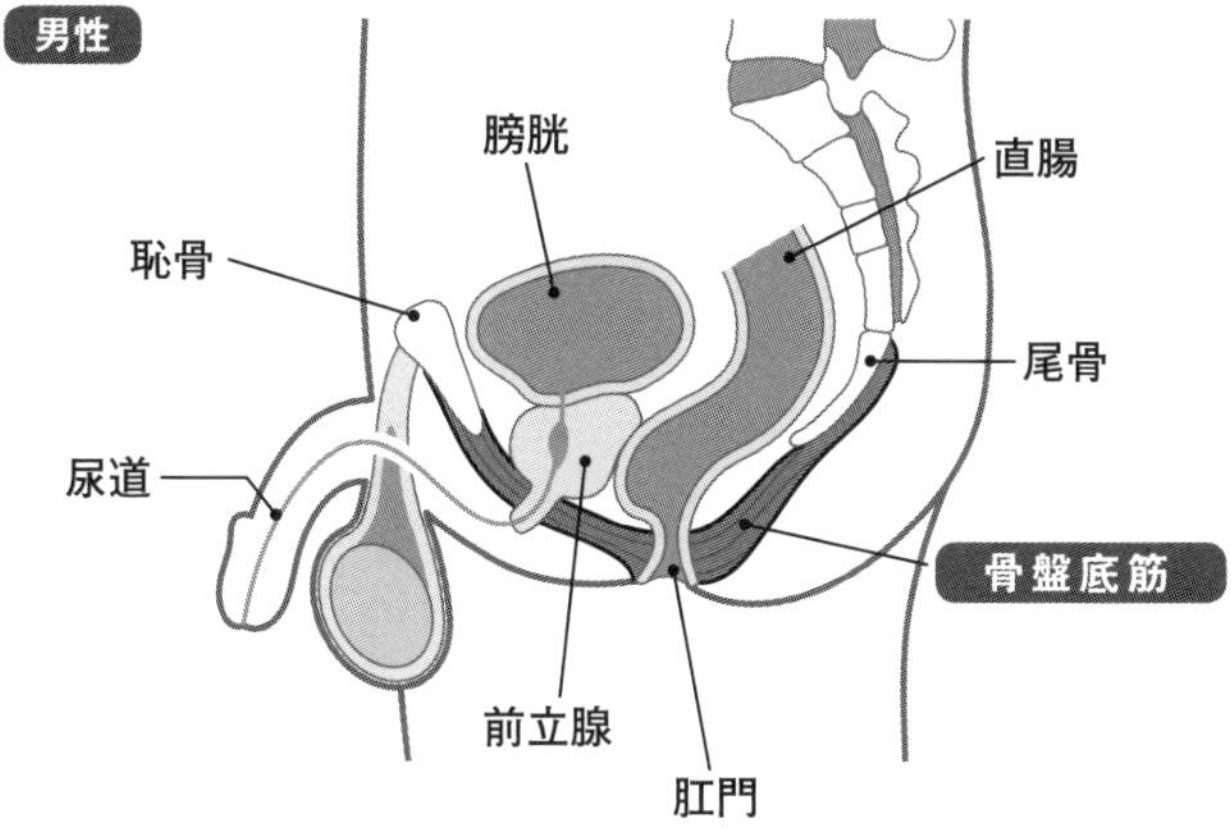

骨盤底筋は尿道を締めるだけでなく、ハンモックのように臓器を支えている

尿もれは、妊娠したときからはじまっていた

排尿には、複数の筋肉がかかわっています。だからこそ年齢を重ね、筋肉が衰えるとともに、尿トラブルも起こりやすくなります。ですが残念なことに、女性には加齢以外にも、排尿にかかわる筋肉に大ダメージを与えてしまうタイミングがあります。

それは妊娠、出産です。

これも詳しくは2章で説明しますが、尿道を締めている筋肉のひとつである骨盤底筋は妊娠、出産によって傷ついてしまいます。

体内で赤ちゃんが大きく育っていくことは、いうまでもなくとても尊いことです。ただ同時に、それを支える身体にも大きなダメージがあります。妊娠して子宮が大きくなることで膀胱が圧迫され、また出産の際に、骨盤底筋が伸びたり、切れたりしてしまうのです。特に女性に多い「**腹圧性尿失禁**《ふくあつせいにょうしっきん》」という尿もれでは、患者の9割以上

が出産経験者だといわれています。このことは、男性と比べて女性に尿もれが多い理由のひとつです。

もちろん、出産すれば必ず尿もれになるというわけではありませんが、**約6割の女性が出産後に尿もれを経験している**など、このときのダメージは数十年にわたって影響を及ぼすとされています。

骨盤底筋というゆるみやすい筋肉が、加齢や妊娠によりダメージを与えられてしまう。このゆるみによる悪影響の代表が、尿もれなのです。

妊娠や出産は、人生のなかでもとくに祝福されるべき大きな出来事。だからこそ、頑張ったお母さんの体は、もっとケアしてあげるべきなのです。

本書の最大の狙いは、この骨盤底筋のゆるみを解消させることで尿もれを回避、改善させることです。

男性に多い尿トラブルとは

骨盤底筋の話ではどうしても女性に偏りがちになってしまいました。妊娠も出産も経験しない男性は、女性と比べ骨盤底筋はゆるみにくいといえます。

だからといって、男性に尿トラブルはないなどということはありません。

男性の尿トラブルは40代から目立ちはじめ、加齢とともに増加していきます。症状としては、

①尿に勢いがない。

②尿が出にくくなる。

③残尿感がある。

④トイレが近くなる。

これらがよくあげられます。このなかには尿もれはありませんが、男性も尿もれし

ます。男性の場合、**前立腺**《ぜんりつせん》が尿トラブルの原因になることが多いといえます。

前立腺は男性にしかない器官です。40〜50代は前立腺が細菌感染や血行不良でむくんでしまう「**前立腺炎**」になりがちです。これは**テストステロン**という男性ホルモンが、加齢によって減ってしまうことが要因です。また長時間のデスクワークや乗り物の運転等で前立腺が圧迫された体勢のまま過ごすことも、原因のひとつといわれています。そして、60代以降になると「**前立腺肥大症**《ひだいしょう》」が増えてきます。こちらは前立腺が大きくなり、尿道を圧迫してしまう症状です。


夜間頻尿のくだりでも軽く触れましたが、**男性は女性とくらべて夜間頻尿が多い**のも特徴です。残念ながら原因は定かではありません。

頻繁にトイレに行きたくなり、行ったとしても気持ちよく出ない。そして夜中に何度も起きて寝不足になり、さらに性行為にも支障が出てきます。また、加齢とも関係しますが、男性ホルモンの減少による男性更年期障害が重なることもあります。男性の尿トラブルも、女性と同じく深刻な問題なのです。

■ 前立腺の場所

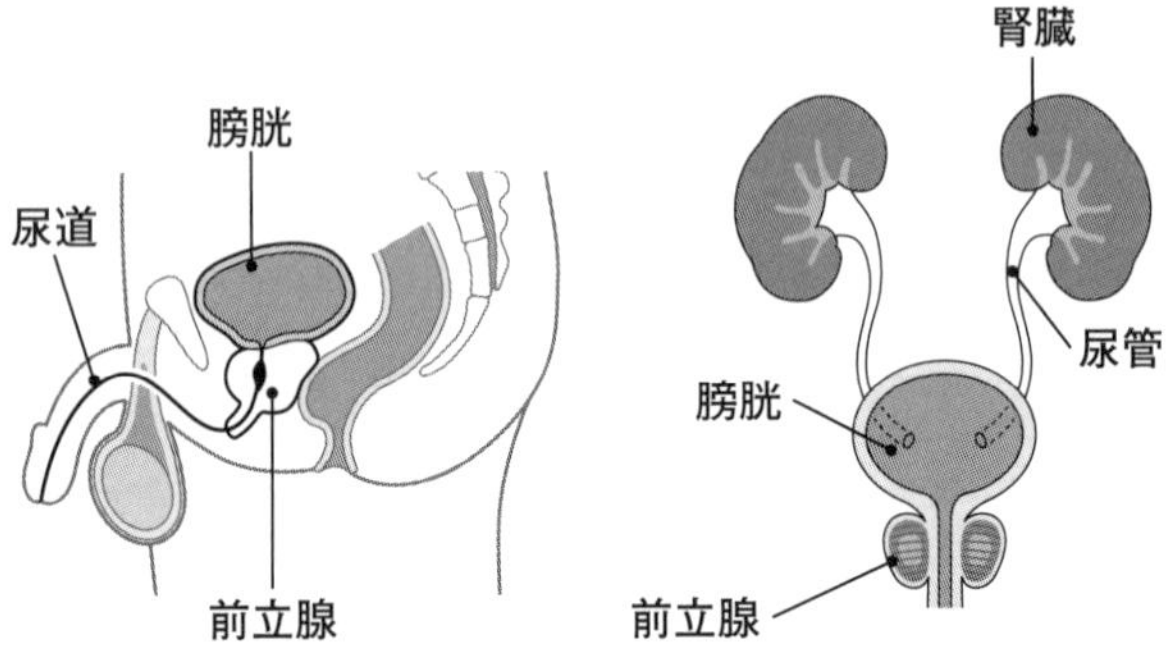

前立腺は図のように尿道を覆っているため肥大すると尿道を圧迫してしまう

■ 前立腺肥大症のイメージ

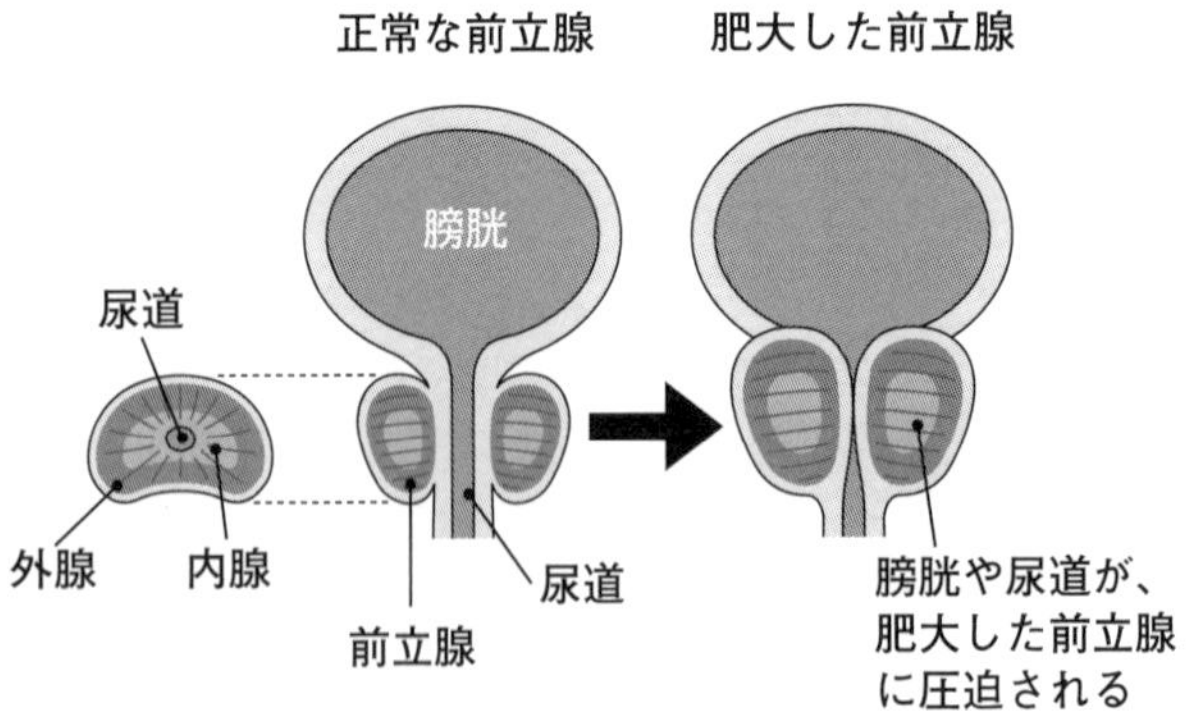

肥大したことで膀胱や尿道が圧迫され、さまざまな症状につながる

また、男性は女性と比較して、オムツなど尿もれ対策商品への抵抗感が高いともいわれていますが、最近では男性用でも、だいぶ手軽に使用できる製品が増えてきました。

ただし、誤解しないでいただきたいのが、私は決してすぐにオムツをはけといっているわけではありません。むしろ安易なオムツの使用はよくないと考えています。これは女性も当てはまりますが、尿もれだからとオムツに頼るのは「**低《てい》活《かつ》動《どう》膀《ぼう》胱《こう》**」になる恐れがあります。

低活動膀胱とは、文字通り膀胱が活動できなくなり、尿をためる機能を忘れ、失ってしまうことをいいます。今、医学の世界で注目されている病気で、膀胱の血流が低下することが原因と考えられています。ほかに手段もなくオムツに頼ると、**使われなくなった器官は、早く衰えていきます**。オムツをはくと尿を我慢する必要がなくなりますが、そのうちに膀胱に尿がたまっていることを感じる必要性もなくなってくるわけです。やはり体の機能を維持するのは大切なことなのです。

私は長らく、往診で看取りもしてきましたが、多くの人は最期まで自力でトイレに行きたがりました。

もしかしたら頻尿？ そもそも尿ってどれくらい出るの

これまでに、尿トラブルは実はとても身近で、とても不快かつ面倒なものだというお話をしてきました。

では、正常な排尿の状態はどういうものなのでしょうか。尿トラブルの早期発見のためにも、ここでトラブルのない健康な排尿についてご説明しましょう。

まず、1日のトイレの回数ですが、たとえば、朝起きて1回。

午前中に２回。
昼過ぎに１回。
夕方頃に２回。
夕食前に１回。
就寝前に１回。

これだけトイレに行くと合計８回です。**日本泌尿器学会では1日に8回以上排尿する場合を「頻尿」としていますが、これはあくまで目安。**ビールをたくさん飲んだあとトイレに行く回数が増えたなど、それなりに理由があるのであれば、平均回数を上回ったからといってただちに「頻尿」となるわけではありませんし、また、８回以下であっても、本人が生活に支障を感じるようであれば頻尿と判断される場合もあります。**「生活への支障があるかどうか」が、尿トラブルの判断基準のひとつ**と考えればいいでしょう。

ちなみに１日の排尿量の平均は１０００〜１５００㎖で、基準の範囲は５００〜２０００㎖です。基準の下限も上限も、ペットボトルの規格があるのでイメージしやすいかと思いますが、500㎖のペットボトルから2ℓのペットボトルの間が、健康な人の1日の排尿量です。摂取する水分の量が人や日によって違うので、当然、ある程度の幅はできます。その上で、排尿量が2500㎖以上だと「**多尿**」、400〜500㎖以下だと「**乏尿**《ぼうにょう》」、50〜100㎖以下を「**無尿**」といいます。

次に1回あたりの排尿量ですが、200〜400㎖程度が平均です。これは小さめのコップと、大きめのコップくらいの量だとざっくり考えてください。上限と下限で倍近く違いますが、これはどれだけ尿を我慢したかや、膀胱にためられる尿量の差で変わってくるので幅が生じています。

なお、人間はもらすことなく300〜500㎖くらいの尿を膀胱にためることができます。とはいえ、膀胱は150㎖程度尿がたまると軽い尿意をもよおし、そして250㎖程度で強い尿意に変わります。500㎖もためてからトイレに行くことは、よほど我慢しない限りないでしょう。

1回コップ1杯くらいの量で、合計2ℓのペットボトル1本以内、そして回数は10

■１日あたりの尿の基準

●1日の排尿量

平均の量	1000〜1500ml程度
基準の範囲	500〜2000ml程度
多尿	2500ml以上
乏尿	400〜500ml以下
無尿	50〜100ml以下

●1回の排尿量

平均の量	200〜400ml程度

●尿意を感じる尿量

軽い尿量	150ml
強い尿意	250ml

●1日のトイレの回数

昼間	5〜8回
夜間	1回以下

昼と夜の合計で
10回以上だと「頻尿」
（生活に支障が出る場合）

■排尿量のイメージ

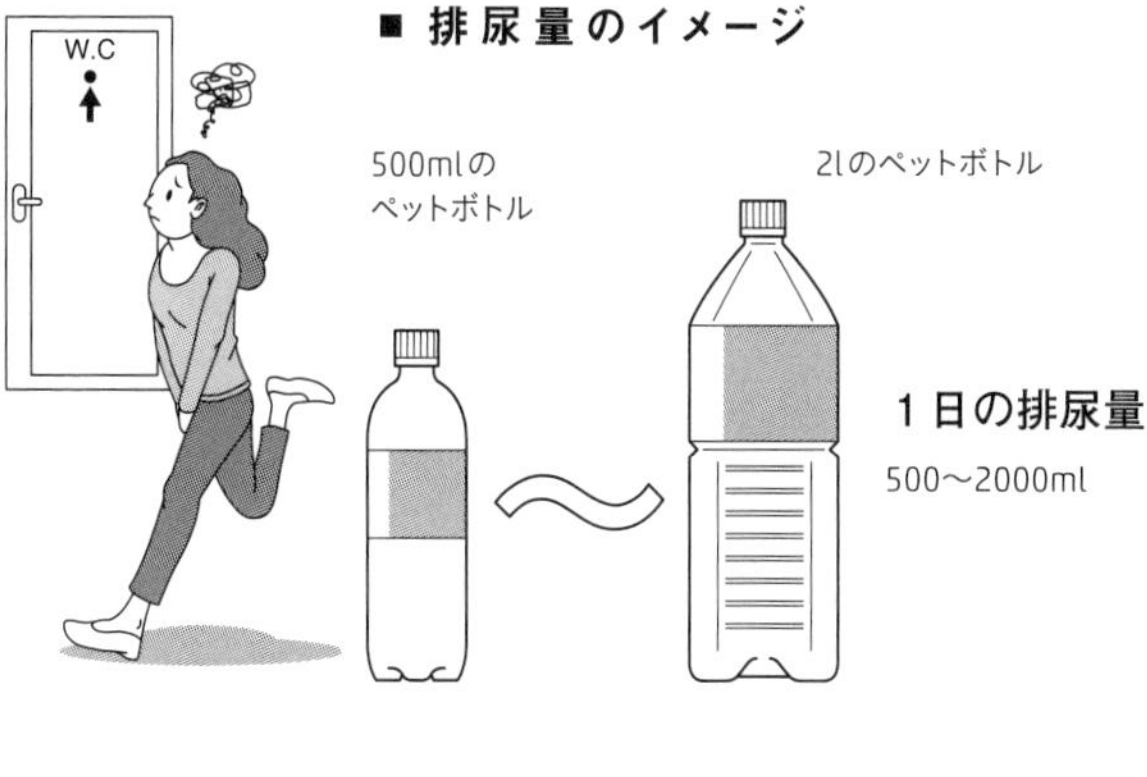

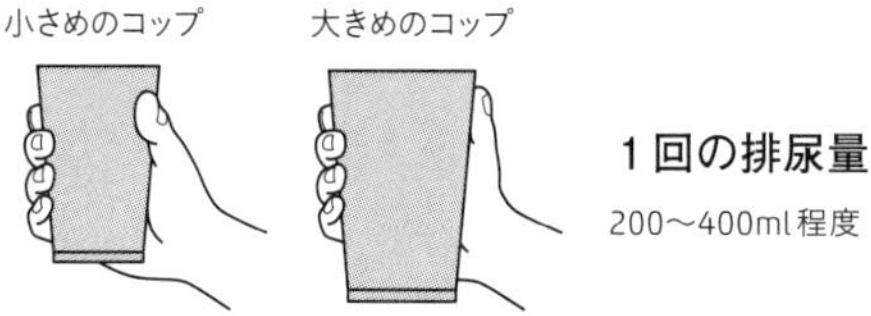

回以内。大雑把ですが、この範囲だと正常な排尿の量だといえるでしょう。

ただし、量が正常だからといって、健康状態まで良好であるということはありません。頻尿、尿もれとは少し違いますが、尿の色や臭いからでも、ある程度健康状態はわかります。

健康な尿の色は淡い黄色で、透き通っています。肝臓から分泌される消化酵素の色素が、この色になる理由です。

ちなみに多量の水分摂取や、コーヒーなど利尿作用のあるものを飲んだりすると無色に近くなります。

そして、運動後や疲れているとき、肉料理や飲酒の際には黄褐色に、緑黄色野菜などを食べると緑色に近くなります。また、汗をたくさんかくと黄色になります。

注意してほしいのは乳白色になったときです。膿《うみ》が混じっており、感染症などの疑いがあります。その他に、赤い色の尿が出たときも危険です。血尿や腎盂腎炎《じんうじんえん》などの可能性があるので、これらの色の尿が出たら、すぐに病院に行きましょう。

臭いについても同様です。健康な尿は無臭です。食事にもよりますが、**強いアンモ**

ニア臭がするときは感染症や膀胱炎の疑いがあります。

また、泡立ちが良すぎる場合は蛋白尿《たんぱくにょう》を疑ってください。

頻尿……水のとりすぎかも

当たり前かもしれませんが「**水分のとりすぎ**」は頻尿の原因です。病院に来てはじめて、水分のとりすぎで自分が頻尿になっていたのだと知る方もいます。

人間が1日に必要な水分の量は、約２５００㎖といわれています。そのうち食事から摂取する水分は１０００㎖、体内で代謝される水は２００㎖と仮定すると、飲み物から摂取する水分は１３００㎖程度になります。ちなみに代謝水とは、摂取した食べ物の栄養素が体内で代謝されることによって生じる水分のことです。これも食事のうちと考えると、人間は食べることで１２００㎖、飲むことで１３００㎖の水分を摂取します。だいたい半々ですね。

夏場などはもっと水分をとる必要がありますが、基本的にはこの通りです。

1300㎖を多いと感じたでしょうか？　それとも少ないと感じたでしょうか？

仮に、食事のたびに500㎖のペットボトルを1本飲んでいたら、それだけで3食合計1500㎖です。

頻尿かなと思ったら、まずは水の飲みすぎを疑ってみるのもいいかもしれません。

よくテレビなどで「水分をどんどんとりましょう」などと説明していることがありますが、脳科学的にも水分は1000～1500㎖が適量です。**人間の水分吸収は、多すぎても少なすぎてもよくないのです。**

ちなみに排尿のほかに、1日あたり便で300㎖、汗などで700㎖、人間の身体からは水分が出ていきます。先ほど1日の排尿量の平均は1000～1500㎖と話しました。1500㎖とすると合計2500㎖ですね。当然ですが、1日の水分摂取量とイコールになります。

人間の身体は、約6割が水分でできています。40代女性の平均体重がだいたい52・

５kgですので、その60％と考えると31・５kg分は水分で構成されています。そしてこれもまただいたいの計算ですが、水１ℓは１kgです。そう考えると、１日に入れ替わる水分は２５００mℓ、つまり２・５kgしかありません。体内の水分量31・５kgのうちの２・５kgですので、かなり大雑把な計算ですが、水分だけで私たちの身体は毎日５％ずつ入れ替わっているのです。これは、すごいことだと思います。そしてそのうちの半分以上にかかわる排尿は、人体にとって極めて重要な行為なのです。

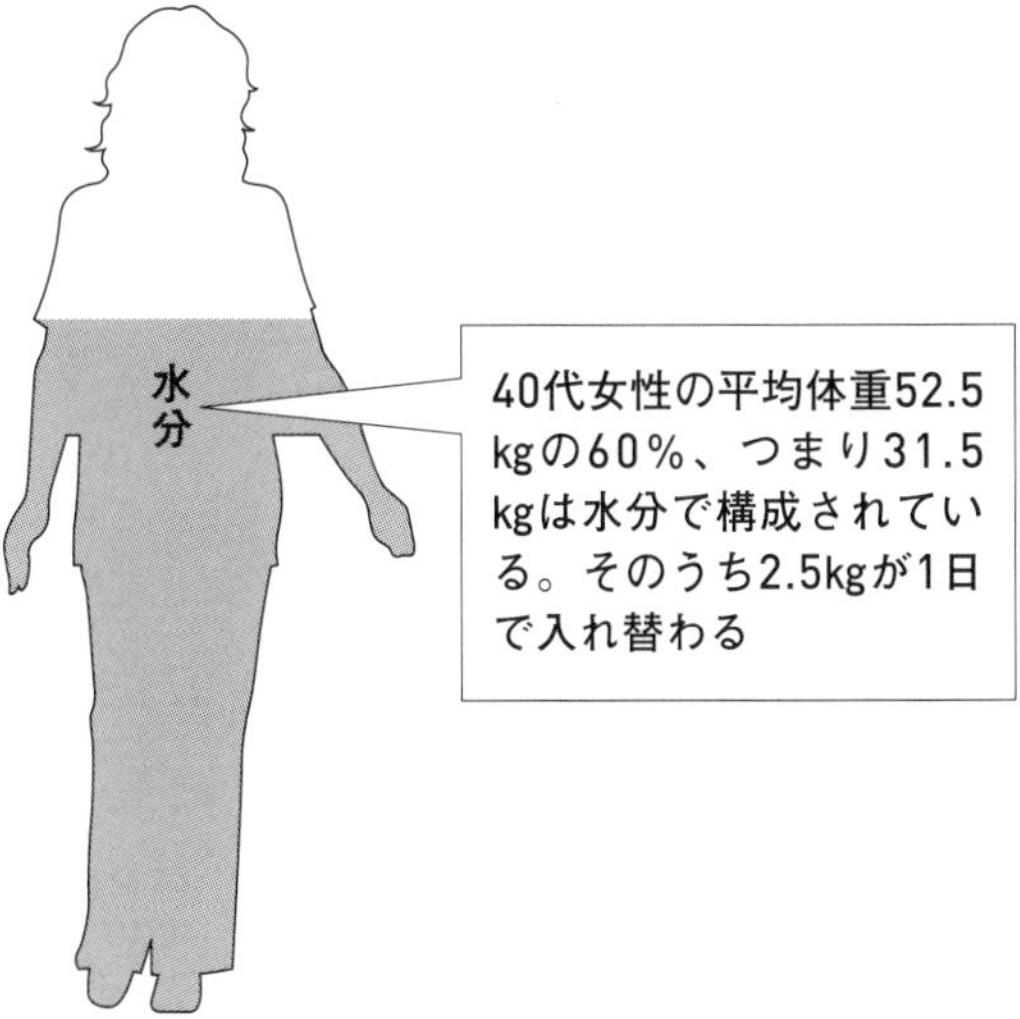
水分
40代女性の平均体重52.5kgの60％、つまり31.5kgは水分で構成されている。そのうち2.5kgが1日で入れ替わる

ケース2　尿の違和感を放置すると、尿もれへ一直線

尿トラブルは基本的に、放置することで悪化することはあっても改善されることはありません。たとえば頻尿も、最初は「ちょっとトイレに行く回数が増えたな」くらいの違和感です。それがだんだんと回数が増えて生活に支障が出るようになり、ある日とうとう、もらしてしまいます。

Sさんは40代のときから、咳をしたときに少し尿がもれるようになってしまいました。そのときは下着がしめる程度だったので、あまり気にせず、無視していました。

しかし50歳を過ぎたころから、もれる量が増えてきたそうです。

咳やくしゃみのときはもちろん、軽い運動でももれるようになってしまいました。

また、もれる量も増え、その度に不快感を覚えるようになりました。

とくに花粉症のシーズンはくしゃみのたびにもれて悩まされてしまったそうです。

さらに今年になって、Sさんは膀胱が落ちてきているようにも感じはじめました。

Sさんは接客業のパートをしているのですが、とくに仕事中に違和感を覚えたそうです。**ピンポン球くらいの大きさの何かが身体から落ちてきて、下着にこすれて嫌な感じがした**といいます。

またこの違和感があるときは、尿が出にくくなったと話してくれました。

これは**落ちてきた膀胱が尿道を圧迫した**ためです。

ただし休日は立ち仕事もないので、膀胱が落ちることもありません。そういう日は違和感がないかわりに、咳やくしゃみで尿もれしてしまいます。

平日はもれない代わりに違和感があって、休日は違和感はないけどふとした瞬間にもれてしまう。

Sさんは日によって異なる症状に悩まされるようになりました。

Sさんのケースは最初から尿がもれていますが、その量がほんの少しだったことが悪化の要因となってしまいました。

ほんの少し下着がしめる程度ですから、運動後の汗ばんだ不快感くらいしか、最初はなかったそうです。しかしそれを放置したことでもれる量は増え、別の症状にも発展してしまっています。

もちろん、頻尿から尿もれに発展する場合も同じです。最初は気にならないかもしれませんが、放っておくと、いつのまにか大きな問題になっていることばかりです。**尿トラブルにおいて、小さな違和感のうちにできる対策はたくさんある**のだと覚えてください。

しかし残念なことに、なかなかその小さな違和感の段階で、来院してくださる方が少ないのが現実です。

尿もれを悪化させないためには「恥ずかしがらない」こと

先ほどの体験談の通り、尿トラブルを放置することは危険です。ですので違和感を覚えたら、早めに病院に相談することが得策です。とはいえ、実際はなかなかそういきません。

というのは、恥ずかしいからです。

尿もれは恥ずかしい。尿トラブルは恥ずかしい――。本書の冒頭で話した小学生のおもらし事件のように、恥ずかしさを覚えてしまうのは私たちの常識になっています。それは仕方ありません。

それでも、あえてここで申し上げます。恥ずかしさに負けないでください。

大切なことなので、この後も何度もくり返します。

そして、年のせいだからと自分を納得させないでください。また、もれるといっても下着がしめる程度と、軽く考えないでください。

本書ではおもに尿もれに焦点を当てて話しますが、頻尿や、そのほかの尿トラブルも同じです。

軽度であれば、尿もれも頻尿も自力で改善することが可能です。

ただし放置し、悪化してからでは、薬物治療だけでなく手術が必要な場合もあります。

尿トラブルは虫歯と同じなのかもしれません。予防し、定期的に検査し、軽度のうちに治療する（もしくは虫歯にならない）ことが大切です。虫歯に悩まされる方の多くは、虫歯を放っておいたからこそ深刻化しているのです。

今、尿トラブルを抱えている方は、どうかこのことを忘れないでください。

そしてこれからもし尿トラブルになったら、このことを思い出してください。

恥ずかしがらずにすぐに対策すれば、あらゆる尿もれは改善可能です。

骨盤底筋体操で、尿もれは改善できる

尿もれの対策のひとつとして有効なのが、3章でお伝えする「**骨盤底筋体操**」です。これは１９４０年代に、ニューヨークの医師A《アーノルド》・ケーゲル博士が考えたもので、「**ケーゲル体操**」とも呼ばれています。

骨盤底筋は尿道を締める筋肉のひとつですが、残念ながら加齢や妊娠、出産などによりゆるみがちです。尿道が締まらないと、尿は簡単にもれてしまいます。そして、簡単にもれるようになってしまうと、ちょっとの尿意でもトイレに行かなければと、強迫観念のようになってしまいます。結果的に心理的な要因で頻尿になるかもしれません。骨盤底筋体操は、この骨盤底筋のゆるみを改善させます。

筋肉は加齢とともに減少していきますが、逆に、しっかりとトレーニングしさえすれば、いくつになっても増やすことができます。骨盤底筋を鍛えることで、もう一度しっかりと尿道を締めなおしましょう。体操といっても、何もゴリゴリのマッチョになる必要はありません。本書でご紹介するのは、どれも簡単にできるものばかりです。尿道を締められれば尿もれは軽減できますし、頻尿の方もトイレまでより長く我慢できることが余裕につながります。

骨盤底筋は知らず知らずのうちに衰えていきます。今はまだ、尿もれはないという方も、予防として最適ですのでぜひチャレンジしてみてください。

ただし、この骨盤底筋体操も継続が必要です。あるアンケート調査によると、**骨盤底筋体操を2か月続けた人の66・6％が「実際に尿もれの症状が改善した」と回答したそうです。**

多くの筋トレは効果が出るまでに3か月はかかるともいわれています。まずは騙されたと思って3か月は続けてください。きっと2か月目から効果が現れはじめることでしょう。

ケース3　尿もれ対策で負の連鎖の一歩目を断ち切る

2件、患者さんの体験を紹介させてください。

Tさんは70代の女性ですが、かれこれ10年以上尿トラブルに悩まされ続けていると話してくれました。

はじめは膀胱が落ちてきたかな、という違和感だったそうですが、今ではちょっと歩くと膀胱が落ちる感覚があるといいます。

おそらく、膀胱と一緒に落ちてしまったおしっこのセンサーが、ちょっとの刺激を尿意にしてしまうのでしょう。Tさんは1日10回はトイレに行くようになってしまいます。

一度尿意を感じてしまうともう我慢ができなくなってしまい、すぐにトイレに駆け込まずにはいられなくなってしまうそうです。

座っているときはあまり尿意を感じないのですが、立ち上がるとトイレに行きたくなってしまう。そんな状態が1日中続くため、Tさんの生活はほとんど家の中で座りっぱなしになってしまったといいます。

頻尿がつらいので、基本的には家でテレビを見るか、趣味のクロスワードパズルをやるか。外出はほとんどせず、出かけるとしてもマンションの下にあるコンビニに行くくらいになってしまったそうです。

それ以外の場所に出かけるときは、息子の車に乗せてもらって、できるかぎり座った状態で移動するようにしていました。

Tさんは私の病院に来て、落ちた膀胱を元の位置に戻す手術を受けました。

ただし、**手術によって改善されても、なにもしなければまたゆっくりと膀胱は落ちてきてしまいます**。加齢は尿トラブルの大きな要因のひとつで、残念ながら人間はこれに逆らうことはできません。

ですのでTさんは今、毎日少しでも歩くようにしているそうです。これは膀胱周りの筋肉を、運動によって少しでも鍛え、衰えさせないためです。

とはいえ、70代のTさんにとって、いきなり無理な運動は危険です。まずはゆっくりと生活習慣を改善し、尿もれが再発しないように過ごしてもらいたいものですね。

もう1件は若い方のケースです。

Nさんが最初に尿もれになったのは27歳のときでした。

出産で14キロも太ってしまったNさんは、ダイエットのために縄跳びをはじめたそうです。そのときが、はじめての尿もれでした。

わずか2～3分しか飛んでいないのに、履いていたGパンを履き替えないといけないくらい尿もれしてしまったそうです。

このことにショックを受けたNさんは縄跳びダイエットをやめ、運動以外でやせようとしました。

幸いなことにそのとき以外は尿もれしなかったNさんは、第二子を出産し、40代になりました。もう尿もれした過去なんて忘れています。

Nさんはダイエットのため、今度はジョギングをはじめました。

そうしたら、また尿もれしてしまったのです。

はじめは生理用のナプキンをつけてジョギングしていたのですが、1回のジョギングでナプキンがダメになってしまいます。これでは満足にジョギングもできません。ウォーキングやジョギングは、膀胱周りの筋肉を鍛え、ホルモンバランスを整えるのに効果的です。ですが尿もれになってしまってから運動をはじめても、Nさんのようなことになってしまう場合があります。

Nさんの場合、加齢によって筋肉が衰えたことが、縄跳びだけでなく、ジョギングなどの軽い運動でも尿もれしてしまうようになった原因です。また詳しくは2章で紹介しますが、2度目の出産も尿もれ悪化の要因になっています。

Nさんは私の病院に来院し、日帰りの手術を受ける決断をしました。治ったら今度こそジョギングをしたいそうです。

私はジョギングのほかに、Nさんに3章の体操も紹介しました。これはよりピンポイントに、尿トラブル改善に効果があるものです。**体操とジョギングが習慣化すれば、きっと、Nさんは尿トラブルとは無縁の生活を取り戻す**でしょう。

どちらのケースでも、治療後の運動が、尿トラブルを再発させないための重要なポイントになっています。これは先ほど説明した通り、排尿は筋肉の動きで行なわれている行為だからです。

だからこそ、**運動によって膀胱周りの筋肉を鍛えることは、尿トラブルの予防、改善に効果的**なのです。

尿もれの治療も日々進化し、手術も日帰りで行なうことができます。ですが、そんなことをせずに自力で治せるに越したことはありません。またいくら手術で治しても、筋力がどんどん衰えるようでは、再発の危険は避けられません。

だからこそ、しっかりと身体を動かすことが大切です。

本書では、私が患者さんに教えている運動療法を、より噛み砕いて、わかりやすくお伝えします。

次章ではもう少し詳しく各タイプの尿もれについて解説しますが、飛ばして3章の体操をはじめていただいてもかまいません。尿トラブルに悩まされている方はもちろん、そうでない方も、予防のためにぜひ行なっていただきたい運動です。

尿もれによって、私たちの生活はいとも簡単にバランスを崩してしまいます。他のどの部分も健康なのに、尿がもれるから家にひきこもってしまう。尿がもれるから、周囲や家族に迷惑をかけてしまう。

私は1人でも多く、そのような方の症状を改善したいと思っています。そのためには、病院に行こうと思うほど尿トラブルが悪化する前から、対策をすることが必要です。本書でお伝えする体操が、その一歩になることを願います。

ただし、先ほどから何度もくり返していますが、もし排尿に関わる部分で何か違和感を覚えたら、恥ずかしがらず、放っておかずに、病院に行くようにしてください。それは本書の体操を実践してくださった方も同じです。

尿トラブルの原因や症状は複雑で、専門医でないと医者ですら間違うことがあります。本書を読んだことで早合点し、間違った解釈をしてしまっては危険です。

予防のために運動をしつつ、万一尿トラブルに見舞われたらすぐに病院に行く。そして適切な治療を受けつつ再発防止のために運動をする。

この流れの一部として、本書を使っていただければ幸いです。

第2章

タイプ別
尿もれの原因

体の動きで尿もれしている「腹圧性尿失禁」

くしゃみや咳をしたときに、つられて尿がもれてしまう。

テレビを見て笑ったら、尿がもれてしまった。

スポーツ中、気づいたら尿がもれていた。

このようにお腹に力が入ったときに尿もれしてしまうことを「**腹圧性尿失禁**」といいます。


お腹に力が入るタイミングはたくさんあります。先ほどの例以外にも、階段をのぼったり、重い荷物を持ち上げたり、ちょっとした動作のなかで、私たちは無意識にお腹に力を込めています。

腹圧性尿失禁の困ったところは、こういった日常生活のあらゆるシーンで、体の動きに合わせて尿がもれてしまうということです。どの動きでもれるか知っているから、毎日恐るおそる生活しなければならない、いろんな姿勢をとることになるので子どもと遊べない、子育てができないなど、腹圧性尿失禁になると、常に尿もれの不安と隣り合わせの生活を送ることになってしまうのです。

そしてこの腹圧性尿失禁は、なんと40歳以上の女性の3人に1人がなりうる身近な尿もれでもあるのです。また尿もれに悩む女性の半数は、腹圧性尿失禁に陥っています。なぜ女性に多いのでしょうか？それはこの尿もれの原因に理由があります。

原因は骨盤底筋のゆるみ

骨盤底筋とは、文字通り骨盤の底にある筋肉群で、膀胱や腸、女性の場合は子宮や卵巣などさまざまな臓器を支えています。この筋肉は人類が直立歩行へと進化する過程で発達していきました。重力に負けて内臓が落ちないよう、ハンモックのように臓器を支えている筋肉です。

また、骨盤底筋には内臓を支えるだけでなく尿道や膣、肛門を締める役割もあります。

尿道はこの骨盤底筋と尿道括約筋によって締められています。ただ、女性は男性に比べて尿道が短いため、男性であれば尿道で尿がとどまるのですが(とはいえ、ほんの少量です)、女性だとそうはいきません。**そもそも女性は尿道が短く、締める力が弱いので、骨盤底筋をしっかり鍛えておかなければなりません。**

ところが、前章でもお話ししたように、出産や加齢などが原因で多くの女性はこの骨盤底筋がゆるんでしまうのです。

妊娠、出産は骨盤底筋に大ダメージ

妊娠によって子宮がふくらむと、膣や肛門が圧迫されます。また出産の際には赤ちゃんが膣を通ります。このとき骨盤底筋には大きな負荷がかかり、筋繊維が使い古されたゴムのように、伸びてしまったり、場合によっては切れてしまったりとダメージを受けてしまいます。

そうなると、本来締まっていなければならない尿道や膣、肛門が、ゆるみっぱなしの状態になってしまいます。

腹圧性尿失禁は、筋肉がゆるむことで生じる尿もれです。

骨盤底筋がゆるんだ状態は、いうなればフタをしっかりと閉めなかったペットボトルのようなものです。一応は閉まっているので、逆さにしても中の水はこぼれないかもしれません。ですが、その状態でペットボトルを強く握ったり振ったりしたら、溢れた水がこぼれてしまいます。腹圧性尿失禁と骨盤底筋の関係も同じです。ゆるむことで、尿を膀胱にとどめきれなくなってしまうのです。

腹圧性尿失禁に悩む女性患者の9割以上は出産経験者で、2回以上の出産によって発症の確率がさらに高まるともいわれています。これが、腹圧性尿失禁が女性に多い理由です。

また妊娠、出産以外にも要因はあります。ひとつは**肥満や便秘によって骨盤底筋に負担がかかりすぎてしまうこと**などです。

肥満は体内の脂肪量が増えるため、骨盤内の臓器を圧迫してしまいます。同じく、便秘でも、直腸が臓器を圧迫してしまうことが骨盤底筋のゆるみにつながります。

もうひとつは、**加齢や運動不足による筋肉の衰え**です。

一般的に筋肉量のピークは20歳前後といわれており、あとは加齢とともに衰えていきます。とくに閉経前後の更年期は女性ホルモンがいちじるしく低下します。女性ホルモンの低下は筋力の低下に直結します。妊娠、出産によって骨盤底筋が伸びてしまった女性が、そのまま年齢を重ね筋力が衰えたころ、とうとう尿道を締める力がなくなってしまい、尿もれになる。これが腹圧性尿失禁のよくあるパターンです。

実際、私の病院に来る患者さんの多くが出産を経験した女性です。出産後10年以上経ってから尿もれになった患者さんにこの話をすると、まさか何年も前の出産が影響していただなんてと驚かれます。もちろん妊娠、出産だけで尿もれになったわけではありません。ですが**妊娠、出産による骨盤底筋のゆるみは、腹圧性尿失禁の最大の要因**といっても過言ではないでしょう。

だからといって、出産しないなんて選択はできるはずもありません。

骨盤底筋のゆるみは避けられません。それはしかたのないことです。ですが、定期的な運動と骨盤底筋体操によって筋肉のゆるみは改善されます。あきらめずに尿もれの心配から解放された豊かな暮らしを実現させましょう。

■ 妊娠、出産が骨盤底筋に与えるダメージ

妊娠時

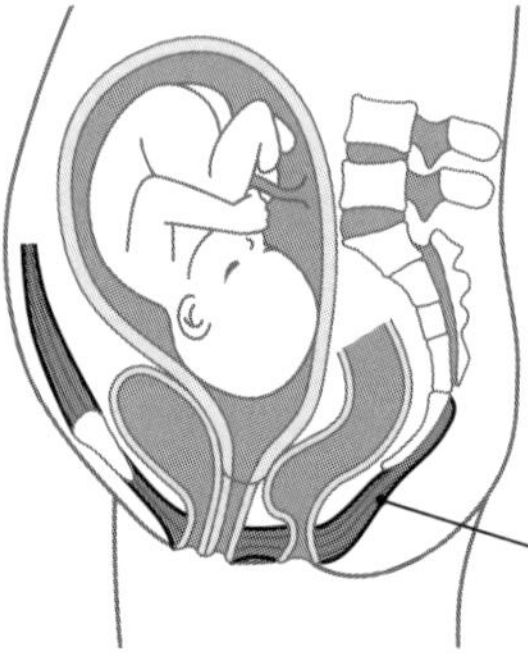

子宮がふくらみ骨盤底筋が伸ばされる

出産時

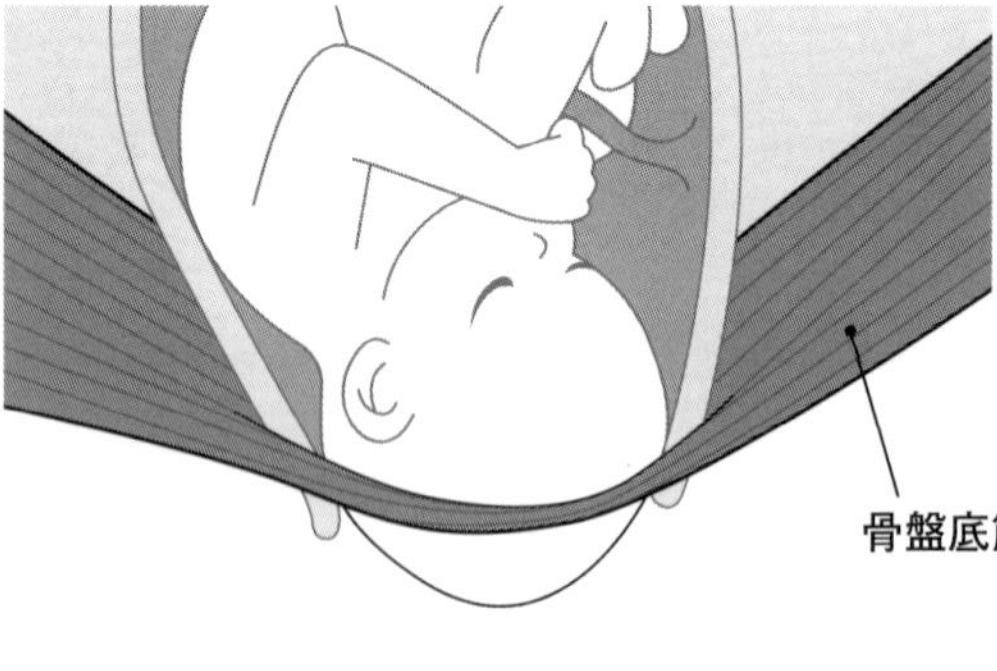

赤ちゃんが生まれる際、骨盤底筋は限界以上に広げられ、大ダメージを受けてしまう

ゆるみっぱなしだと、内臓が落ちてくる「骨盤臓器脱」

腹圧性尿失禁は、症状が軽いと尿もれはほんのわずかです。下着を湿らす程度なので「あれ、もらしちゃったのかな？」と自分でも半信半疑になるくらいです。また症状を自覚しても、女性の場合、生理用品を代用して対処する方がいます。また1章でも話した通り、恥ずかしさから、尿トラブルを周囲に相談しない方も多いようです。

ですが、こうして知らず知らずのうちに骨盤底筋のゆるみを放置してしまうことは大変危険です。

骨盤底筋の役割は尿道を締めるだけではありません。膀胱や子宮、直腸を支えるというもうひとつの重要な役目を負っています。しかし出産や加齢などでゆるんでしまった骨盤底筋はこれらの重さに耐えきれません。そしてとうとう、骨盤底筋からこぼれ落ちてしまうのです。

これを「**骨盤臓器脱**」といいます。

骨盤臓器脱は落ちてきた臓器やその落ち方によって呼び方が変わります。

尿道が落ちてきたら**尿道瘤**《りゅう》となり、これが骨盤底筋のゆるみによる腹圧性尿失禁です。

膀胱が落ちてきたら**膀胱瘤**になり、頻尿や残尿につながります。

子宮が膣から外に飛び出してきてしまうと**子宮脱**。これはしばしば膀胱瘤と合併することもあります。

そして、直腸が膣側に落ちてきたら**直腸瘤**。さらにもともと出産などで膀胱周囲の筋肉を痛め、子宮を摘出した人などは、場合によっては小腸まで落ちてきてしまうこともあります。これを**小腸瘤**といい、直腸瘤と合わせて**膣断端脱**《ちつだんたんだつ》といいます。腸の位置が変わるため、便秘などの便のトラブルになりやすいといえます。

難しい単語がたくさん出てきて億劫かもしれませんが、覚えておいていただきたいのは、骨盤底筋のゆるみを無視し続けると、笑ったときなどに尿もれしてしまうだけでなく、内臓が落ちてきてほかのさまざまな症状をも引き起こしてしまうことです。

実際に腹圧性尿失禁の患者さんの多くは「**切迫性尿失禁**《せっぱくせいにょうしっきん》」というもうひとつのタイプの尿もれも併発しています。この割合は30％程度とも、学説によっては70％ともいわれています。

■ 骨盤臓器脱のイメージ

正常な状態

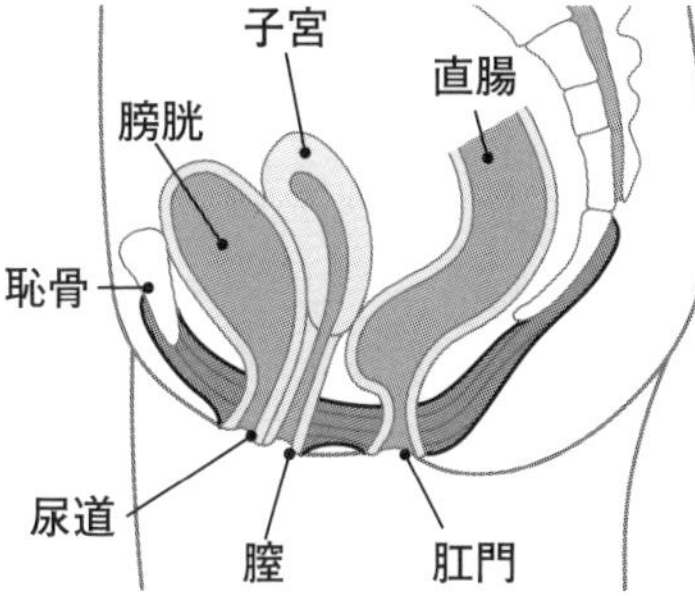

骨盤底筋によって、膀胱や子宮、直腸が支えられている状態

骨盤臓器脱（膀胱の場合）

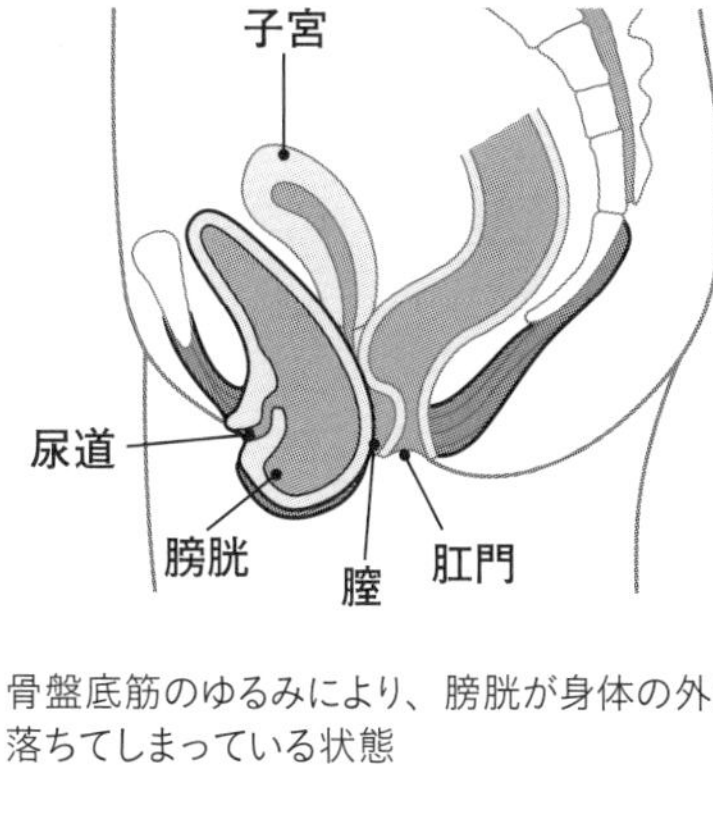

骨盤底筋のゆるみにより、膀胱が身体の外まで落ちてしまっている状態

セルフチェック！ 骨盤底筋のゆるみ

これはあくまで目安ですが、日常生活の下半身の変化から、ある程度骨盤底筋のゆるみを確認できる場合があります。たとえば、次のうち、当てはまるものがいくつありますか？ これらの変化を感じている人は、骨盤底筋のゆるみが疑われます。

□下腹（おへその下）が出てきた。
□お尻が垂れてきた。
□スクワットがまったくできない。
□立ち仕事などで、膀胱が落ちてくる感覚がある。

まず下腹が出てきた人は、内臓が骨盤底筋を圧迫しています。お腹周りには骨がないので、出っぱったお腹は当然骨によって支えられることはありません。脂肪の重さがそのまま内臓を圧迫し、骨盤底筋への負担になります。

そして、お尻が垂れてきた人とスクワットができない人は下半身の筋力が低下しています。若い頃にくらべて運動する機会が減り、お尻などの筋肉と同時に骨盤底筋が衰えていると考えられます。

最後に、膀胱が落ちる感覚のある方は要注意。**ピンポン球くらいの大きさのものが落ちてきて、下着にこすれて不快感がある。これは骨盤臓器脱の可能性が高い**といえます。ただ、骨盤臓器脱では常に臓器が落ちているとは限りません。人によっては立ち仕事が続いたときなど、特定の条件下で違和感を覚える方もいます。あるいは尿もれではなく、臓器が尿道を圧迫することで、排尿がしにくいと感じる方もいるかもしれません。いずれにせよ、骨盤底筋がゆるんでいます。

くり返すようですが、このチェックは目安です。このような変化を感じなくても骨盤底筋がゆるんできている可能性はあります。

もれる！と思って間に合わないのが「切迫性尿失禁」

不意に強い尿意が襲ってきて、トイレに間に合わない。

この症状こそ、まさしく皆さんのイメージする尿もれの症状かもしれません。

医学用語では、急に起こる抑えきれないほどの尿意のことを、尿意切迫感といいます。この尿意切迫感を伴った尿もれが、「**切迫性尿失禁**」です。

切迫性尿失禁では、膀胱に尿が溜まっているかは関係なく、突然急激な尿意に襲われます。また先ほどの腹圧性尿失禁と比べて、もれる量が多いことも特徴です。ときには大量にもれることもあり、多くの患者さんがその症状に悩まされます。

基本的には健康でも、いつ尿もれが起こるかわからない、特にそのことによる外出への影響が、大きく生活の質を下げてしまいます。

車や電車で旅行しようにも、いつ尿意が襲ってくるかわからない不安感。
台所仕事をしていると、水洗いの最中に尿意を感じる辛さ。
買い物に行っても、品物よりトイレを探してしまう生活の不自由。

こうした不便を味わううちに、患者さんの多くは外出や生活がストレスになっていきます。バス旅行など、友人からのお誘いも断って家で過ごしていては、ひきこもりになってしまいます。

1章で話したように、尿もれが負の連鎖の一歩目になってしまうのはこのためです。身体のほかの部位が健康でも、尿がいつもれるかわからないという不安感だけで、暮らしが一気に暗いものになってしまう。本書の読者にはこういった不幸に見舞われてほしくありません。

女性の尿もれ患者の約2〜8割は切迫性尿失禁だといわれています。かなり幅がありますね。これは原因のわからない切迫性尿失禁が多いことが理由のひとつです。

落ちた内臓が、おしっこのセンサーを刺激する

次に、原因のわかるものを紹介しましょう。先ほど説明した骨盤臓器脱は、切迫性尿失禁の一因です。

骨盤臓器脱で膀胱が落ちると（膀胱瘤）、本来とは別の位置、形に膀胱が変形してしまいます。この際、膀胱にある「おしっこのセンサー」まで落ちてしまうのです。落ちてきたセンサーは潰され、血流が悪くなった状態となります。こうなると、もうセンサーは正常に機能しません。

さらにひどくなると、落ちてきた膀胱が膣から飛び出してしまいます。股間にピンポン球のような違和感を覚えたら、それは落ちてきた膀胱です。少しのきっかけでセンサーは反応し、身体にトイレに行けと命令を発してしまいます。**むき出しになったセンサーが頻尿や尿意切迫感を起こす**のです。

これが骨盤臓器脱からの切迫性尿失禁です。

このタイプの尿もれは、膀胱の形がいびつになるため、原因である骨盤臓器脱がひどくなるほど、逆に尿もれは減ります。排尿しようと力《りき》んでも、膀胱が落ちるばかりで尿が出なくなるためです。そのため尿もれの減少に伴って残尿感が出てきます。この頃から股間の違和感はひどいものになり、今度は尿が出なくなるのにセンサーばかり反応して、頻尿になります。またここまで膀胱が落ちてしまうと**セックスが苦痛に感じるようになる**でしょう。膣を押し出すほど落ちてきた膀胱のせいです。

膀胱や尿道の炎症は、女性なら誰でもなりうる頻尿リスク

ほかにも原因がわかるものとして、細菌感染などによる**膀胱炎**、**尿道炎**も切迫性尿失禁につながることがあります。炎症によって尿のセンサーが過敏になるためです。

また、これらの炎症は尿もれまでいかなくとも、急に頻尿になる理由として最も多い

ものです。とくに膀胱炎は女性に多い病気で、一生のうち一度はなるといわれています。

症状としては強い尿意、排尿時の痛み、下腹部の痛みなどがあります。尿の中に細菌や白血球が出てきますので、確実に診断可能ですが、原因は多種多様です。

便秘が続き、便のなかにいる大腸菌によって尿路感染する例や、セックスによる感染もあります。更年期になり女性ホルモンが低下し、膀胱が雑菌に弱くなったり老化によって免疫力が低下したりすることも原因のひとつです。また、下半身を冷やしてしまうことも、細菌感染のリスクを高めます。

多くは頻尿や排尿時の痛みで終わりますが、尿意に耐えきれずもれてしまうこともあるので注意が必要です。

また、治療のための抗生物質の飲み過ぎが尿もれにつながる危険があります。膀胱炎が治ったあとも抗生物質を飲み続けてしまう患者さんがいますが、それが原因で膀胱のなかに抗生物質では死なない菌が増えてしまうリスクが高まります。これによって膀胱が過敏になってしまうのです。

尿道炎や膀胱炎の治療の際は、医師の診断に従って適切なタイミングで薬を飲んでください。

神経トラブルで、尿意が我慢できなくなる

水回りの家事をしていると、トイレに行きたくなる。

プールで泳いでいると、なぜか尿意を感じる。

シャワーを浴びていて、排尿したくなる。

こういった経験は誰しもあるでしょう。これは、生物の進化の過程で生じた特性です。

たとえば鳥は、水辺で水分を補給したあと、飛び立つと同時にすぐ排泄をします。飛ぶにあたり身体を少しでも軽くしたいからです。飲んだらすぐ出す。遺伝子に刻まれたルールです。

鳥に限らず、基本的に排泄物は身体に溜め込まないほうが健康です。水回りで尿意をもよおすのは、進化の名残なのかもしれませんね。

これが犬以上の動物になると、マーキングのために尿を我慢することを覚えます。犬以上の生物は、生きるために排泄物を身体に溜められるように進化しました。

さて、この我慢ですが、脳から出た電気信号が脊柱を通り膀胱に伝わります。だからこそ、ここに神経トラブルが生じると尿もれになるのです。**脳梗塞、脳出血、くも膜下出血などの脳血管障害、椎間板《ついかんばん》ヘルニアや脊柱管狭窄《せきちゅうかんきょうさく》などの神経系の病気も、切迫性尿失禁の原因となる**のです。

脳からの信号が正しく膀胱や尿道に伝わらないことで、尿意を我慢できなかったり、我慢すべき状況で尿意をもよおしてしまうのです。

実際に、脳血管障害の患者の約半数が頻尿や尿失禁を起こすと知られています。

このケースの場合は、尿トラブルより先に神経トラブルに気づくでしょう。ただし軽度の**脊柱管狭窄**の場合は、尿トラブルが先にくることもあるかもしれません。

脊柱管狭窄は背筋を伸ばしているときに太ももやヒザ下にしびれ、痛みを感じる症状です。腰痛は強くなく、安静にしていれば症状はほぼ出ません。また痛みを感じても前かがみになったり、イスなどに座って休憩すれば改善されます。年齢のせいだと勘違いしたまま放置し、尿トラブルになってから脊柱管狭窄に気づくということもありえます。

私は神経トラブルの専門ではありませんが、少しでも違和感を覚えたら、尿トラブル同様、病院に行くことをおすすめします。

尿意切迫感＋頻尿＝「過活動膀胱」

インターネットや別の書籍などで尿もれについて調べたことのある方は「**過活動膀胱**《かかつどうぼうこう》」という言葉に覚えがあるかもしれません。ただ、この言葉だけだとあまり症状がイメージできないでしょう。

英語圏での過活動膀胱の病名を正しく訳すと、過活動膀胱症候群になります。症候群が抜けてしまっていますね。症候群とは同時に起こる一群の症状のことです。このことを念頭に置くと、過活動膀胱は一気にわかりやすくなります。

過活動膀胱とは、膀胱が必要以上に収縮活動してしまうことで起こる一群の症状。つまり、尿意切迫感と、頻尿です。

過活動膀胱はよく切迫性尿失禁と一緒に語られますが、それは症状が似ているからです。まぎらわしくなってしまったのには理由があります。

大雑把に説明すると、法律で、新しく病名が出ないと追加の薬を認めないということがあります。新薬を開発したものの、頻尿の薬はすでに世に出ていた。だから頻尿と尿意切迫感を足して、過活動膀胱という新病名を作りました。

治療を受ける患者さんからすれば、ややこしいことこの上ないのですが、一刻も早く新薬を届けたいという医療界全体の努力が、このような事態を生み出したのです。


残念ながら、切迫性尿失禁の原因はまだわからないものだらけです。ですが、あきらめないでください。切迫性尿失禁も腹圧性尿失禁と同じく治療、改善が可能です。

細菌感染なら抗生物質が、過活動膀胱なら膀胱の異常な収縮を抑える薬（抗コリン薬とβ《ベータ》3作動薬）があります。

また、軽度の脊柱管狭窄なら、3章で紹介する骨盤底筋体操やスクワットで改善されますし、鍛えることで尿を我慢できるようになれば、尿もれしてしまうリスクは減らせます。

■ 過活動膀胱とは

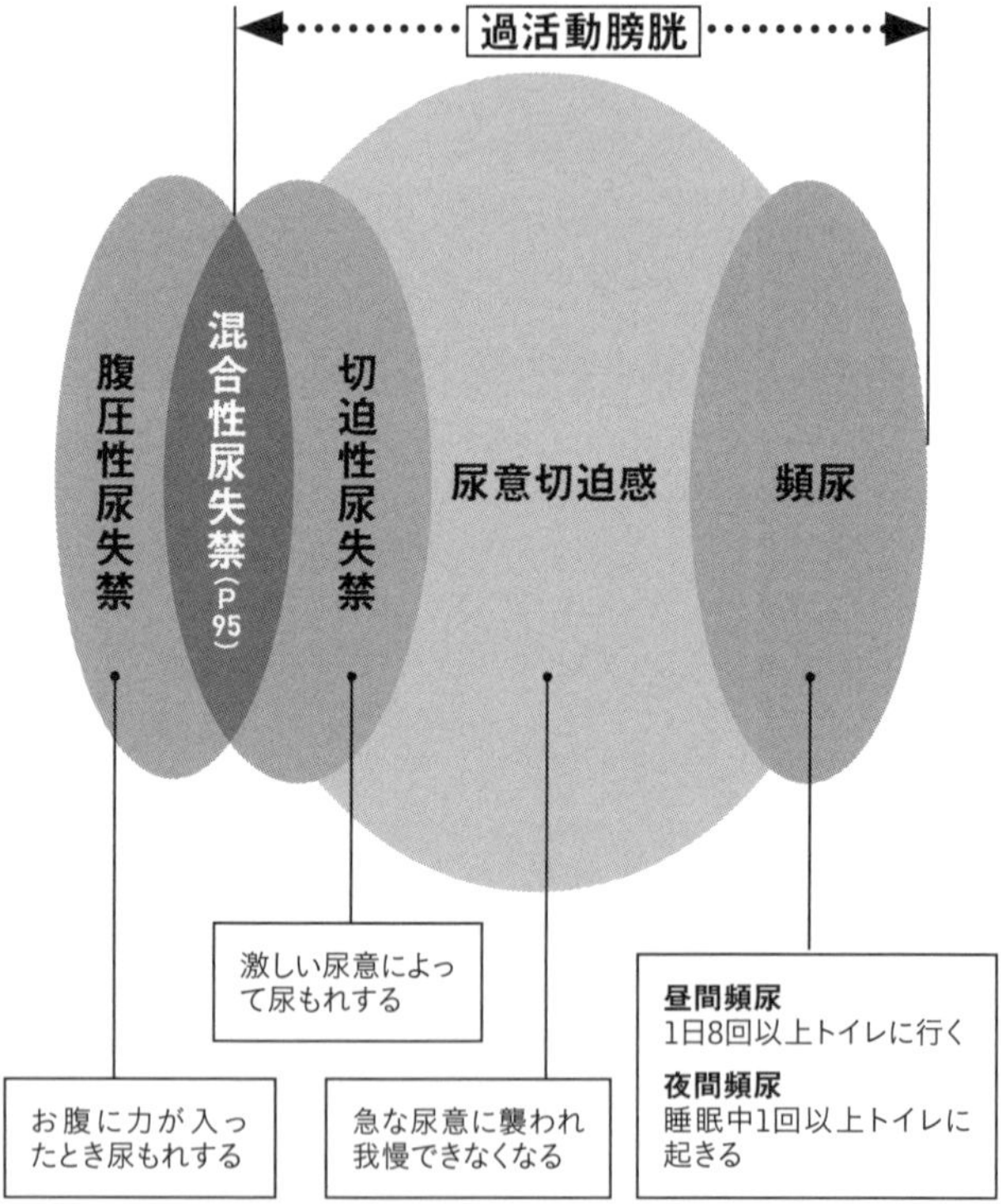

過活動膀胱は上記の広範囲の尿トラブルを総称したもの

過活動膀胱は1000万人以上の患者がいるといわれています。膀胱炎は女性であれば、ならないで一生を終える方が難しいくらいポピュラーなものです。もし急な尿意に襲われることが増えたと感じたら、恥ずかしいからと受診をためらわず、ぜひ病院にお越しください。

2つの尿もれに悩まされる「混合性尿失禁」

ここまで「腹圧性尿失禁」と「切迫性尿失禁」という尿もれの2トップを紹介してきました。男性はまた後ほど別の尿もれを紹介しますが、基本的には尿もれといえばこの2つのどちらか、あるいは両方を指します。

みなさんはここまでで、両タイプの尿もれの症状を知ったことでしょう。

気づいたらもれている腹圧性尿失禁。

強烈な尿意に襲われる切迫性尿失禁。

そして、**混合性尿失禁**ではこの2つの症状、お腹に力が入ったときにもれる腹圧性尿失禁の症状と、急な尿意に襲われる切迫性尿失禁の症状が同時にあらわれます。

以前も触れましたが、腹圧性尿失禁の患者さんの多くは切迫性尿失禁を併発してしまいます。まさか同時に2つの尿もれになるなんてと思うかもしれません。ですが決して少なくない割合で、混合性尿失禁は起こりうるものなのです。

バラエティ番組などを見ていて、つい笑ってしまったときにもれてしまうこともあれば、ドラマのクライマックスで急な尿意がきて、我慢できずにもらしてしまうこともあります。

運動中にもれるだけだったのに、外出中にも尿意に襲われるようになってしまうなど、2タイプの尿もれなので、もれるタイミングも予想しにくくなってしまいます。また、もれる量も腹圧性尿失禁と切迫性尿失禁とでは違うので、どれくらいもれるかもその都度変わってしまうのです（腹圧性尿失禁のほうが、もれは少量です）。

基本的に、混合性尿失禁は先にどちらかの尿もれを患ってしまった方が、症状の進行によってもうひとつの尿もれも併発することで起こります。いくつかの例を見てみましょう。

ケース4　出産で傷んだ骨盤底筋が20年後に悲鳴をあげる

混合性尿失禁のよくあるパターンとして、腹圧性尿失禁でも紹介した**骨盤臓器脱**があります。

尿トラブルとは無縁だったAさんは、30歳のときに出産を経験しました。このとき生まれてくる赤ちゃんの頭が出口にひっかかります。無事生まれたものの、膣や膀胱周りの筋肉（骨盤底筋）に亀裂が入ってしまい、膀胱が落ち気味に。ただ、まだこのときには何の支障も出ず、Aさんは子育てに精を出しました。

Aさんが50歳になった頃、更年期になり女性ホルモンの低下が起こります。それにより骨盤底筋は衰え、膀胱はさらに落ちてしまいました。圧迫された尿道の血流が悪くなります。落ちた膀胱が、おしっこのセンサーを刺激します。

こうしてAさんは混合性尿失禁になってしまったのです。

ここまでの説明を読んでくださった読者の中には、Aさんがどうして腹圧性尿失禁と切迫性尿失禁になったのか、おわかりの方もいるかもしれません（このパターンは腹圧性尿失禁のときにも軽く紹介しました）。

骨盤底筋はハンモックのように骨盤にある内臓を支えています。ハンモックには穴があいていて、それが尿道や膣、肛門です。出産は、そのハンモックの穴を限界まで広げて赤ちゃんの通り道を作るようなものです。

多くの場合、ハンモックの穴は元よりも広がったままになってしまいます。これが、骨盤底筋のゆるみです。Aさんの骨盤底筋も同じようにゆるみ、加齢による筋肉の衰えで限界を超えてしまい、尿道も締められなくなりました。この時点で腹圧性尿失禁です。

そしてAさんの骨盤底筋はゆるんだまま、さらに弱っていきます。ついには膀胱を支えきれなくなりました。これは骨盤臓器脱といいましたね。落ちた膀胱は膣によってかろうじて支えられているものの、圧迫されていますし、膣越しとはいえ外に出てきてしまっているようなものです。膀胱は少しの刺激でも過敏に反応し、排尿しようとしてしまいます。Aさんは切迫性尿失禁にもなってしまいました。腹圧性尿失禁ももちろん治っていません。

妊娠出産によりダメージを負った骨盤底筋が腹圧性尿失禁を起こし、骨盤臓器脱によって切迫性尿失禁が引き起こされます。これによって、混合性尿失禁になってしまうパターンでした。

ケース5 尿もれの放置がさらなる尿もれを招く

混合性尿失禁になってしまうパターンはほかにもあります。軽度の腹圧性尿失禁の場合、もれる量が少ないことから、治療せずに放置してしまう方がいます。これが原因となってしまうパターンです。

40歳のBさんは腹圧性尿失禁になってしまいました。もれる量はほんの少し下着をしめらす程度だったので、Bさんは生理用品を使って対処し、尿もれを治療せずに放置していました。この時点では、年齢だからしかたないと病院にも行かず、自分が腹圧性尿失禁ということも知りません。

しかし本来、膀胱周りはデリケートなゾーンです。少量とはいえ尿もれを放置したことで雑菌が繁殖し、Bさんは膀胱炎になってしまいます。膀胱炎によりBさんは頻尿になり、そしてそれがとうとう尿もれにも発展してしまいました。膀胱炎だとばかり思っていたBさんは、急な尿意や尿もれに混乱してしまいます。慌てて病院に行くと、尿もれと診断されました。

Bさんのケースは、腹圧性尿失禁と細菌感染からの切迫性尿失禁です。腹圧性尿失禁を放置すると骨盤臓器脱だけではなく、このような形で切迫性尿失禁になることもあるので注意が必要です。

またこの場合、**病院に行っても膀胱炎からの切迫性尿失禁とだけ診断されてしまうことがあります。Bさんは膀胱炎が原因だと思って問診に答えますし、担当した医師も腹圧性尿失禁に気づかず膀胱炎の治療だけをしようとしてしまう**のです。症状の程度に関係なく、尿もれに気づいた時点で適切な治療を受けるようにしましょう。

ケース6　億劫になった外出が骨盤底筋をゆるませる

Cさんは過活動膀胱によって切迫性尿失禁になってしまいました。

過活動膀胱では必要以上に膀胱が収縮し、急な尿意に襲われます。どうして過活動膀胱が起こるのか、はっきりとはわかっていません。その尿意に耐えきれずもらしてしまうと切迫性尿失禁になります。

Cさんは恥ずかしさから病院に行くこともないままの生活を送ってしまいました。いつ尿意がやってくるかわからないので、Cさんはどんどんひきこもりがちになっていきます。

趣味だった映画鑑賞も、上映時間中に一度我慢できなくなって以来、もっぱら家で見るだけになってしまいました。Cさんはもともと運動の習慣もありません。

そしてとうとう、加齢と運動不足によって骨盤底筋もゆるみはじめてしまい、腹圧性尿失禁にもなってしまいました。

Cさんは尿もれが悪化したことにショックを受け、とうとう思い切って家族に相談します。この時点でやっと、Cさんは病院に行く決意をしたのでした。

放っておくのが一番危険

Cさんのケースは、切迫性尿失禁から混合性尿失禁に発展したものですが、基本的に、**混合性尿失禁は腹圧性尿失禁からはじまることが多い**のです。そして、どのパターンにも言えることですが、尿トラブルを放置することは百害あって一利なしです。特にBさんとCさんの場合は、ひとつ目の尿もれに気づいた時点で適切な対処をしていれば混合性尿失禁にはなりませんでした。

でも安心してください。混合性尿失禁にならないための基本的な方法は簡単です。骨盤底筋体操あるいはスクワットをすればいいのです。

骨盤底筋がゆるまなければ、基本的に腹圧性尿失禁にはなりません。また、骨盤底筋は尿道を締める筋肉ですので、切迫性尿失禁になっても、トイレまで尿を我慢でき

■ **混合性尿失禁になった女性3人の例のまとめ**

	1つ目の尿もれ	悪化の原因	2つ目の尿もれ	
Aさん	妊娠による骨盤底筋へのダメージで**腹圧性尿失禁**に	放置したことで、さらに骨盤底筋はゆるみ骨盤臓器脱に	落ちた臓器がおしっこのセンサーを刺激し、**切迫性尿失禁**に	2つの尿もれで、**混合性尿失禁**
Bさん	加齢によって骨盤底筋がゆるみ、**腹圧性尿失禁**に	生理用品をオムツがわりに使って放置	雑菌が繁殖し膀胱炎になり、悪化して**切迫性尿失禁**に	
Cさん	原因不明の**切迫性尿失禁**	恥ずかしさからひきこもりがちに	運動不足で骨盤底筋がゆるみ、**腹圧性尿失禁**に	

↓

放置したことが、2つ目の尿もれにつながる!

る時間は増えます。乱暴な言い方ですが、もらさなければ尿失禁ではなく「頻尿」です。Aさんのケースも骨盤底筋を鍛えておけば予防できたでしょう。

女性に最も多い尿もれは腹圧性尿失禁で、それを放置することが、切迫性尿失禁ひいては混合性尿失禁にもつながります。そして腹圧性尿失禁の原因こそが、骨盤底筋のゆるみです。骨盤底筋のゆるみを改善すること、予防することは多くの尿トラブルに対し効果的です。

男性の尿トラブルは前立腺から

次に、男性の尿トラブルについてお話ししましょう。

そもそも男性と女性では身体の構造が違うため、どうしても尿トラブルの内容が異なってきます。男性は妊娠、出産を経験しないので、そのタイミングで骨盤底筋を傷めてしまうことはありませんし、膣から膀胱が落ちてくるなんてこともありません。

そのため、どうしても尿もれは女性の話題が中心になってしまいますが、人間の身体には女性にしかない部位があるように、男性にしかない部位もあります。

そのひとつが**前立腺**です。

前立腺は排尿器官と密接に関わっていて、ここに問題が生じることで、男性特有の尿トラブルに見舞われてしまうのです。

さて、前立腺からの尿トラブルの前に、そもそも前立腺とはなんなのかをおさらいしておきましょう。名前だけは聞いたことがあるかもしれませんが、前立腺は男性にしかない臓器です。精液の成分である前立腺液を作ったり、尿道の収縮を調整し、排尿に関わったりもします。尿道の一部を覆うように位置し、左右ふたつの精嚢《せいのう》から伸びる管と尿道が、前立腺の中で結びついています。

本来はクルミの実くらいの大きさなのですが、この前立腺が大きくなってしまうと、さまざまな尿トラブルを引き起こします。

前立腺が大きくなる「前立腺肥大症」

前立腺の構造は内側と外側に分かれていて、内側のことを**内腺**《ないせん》、外側を**外腺**《がいせん》といいます。また最近では、内腺を**中心領域**と**移行領域**のふたつに分類することもあります（↓P48図参照）。

前立腺肥大症では、この移行領域が肥大します。残念ながら、なぜ前立腺が肥大してしまうのか、原因は完全には明らかになっていません。肥満や運動不足、飲酒、喫煙といった生活習慣、遺伝、男性ホルモンであるテストステロンの低下が原因と考えられています。ただ、前立腺の肥大自体は加齢とともに男性ならば誰もがなりうるものです。60代男性の2人に1人は前立腺肥大に悩んでいるといわれています。また、そのうち排尿に障害が生じるのは4分の1くらいです。

3つの段階と7つの症状

男性の尿トラブルは、ほとんどの原因が前立腺にあるわりに、症状が多彩です。前立腺肥大症は、大きく分けるだけで7つも症状があります。

①残尿感……トイレのあとも尿が残っている感覚がある。

②昼間頻尿……昼間、一度トイレに行ってから2時間以内にまた尿意をもよおす。

③尿線《にょうせん》途絶《とぜつ》……排尿中に尿が途切れる。

④尿意切迫感……膀胱に尿が溜まっていなくても強い尿意に襲われる。

⑤尿勢《にょうせい》低下《ていか》……尿の勢いが弱い。

⑥腹圧排尿……おなかに力を入れないと排尿できない。

⑦夜間頻尿……夜中、何度もトイレに行きたくなって目が覚めてしまう。

これ以外にも**⑧その他**として「**排尿遅延**」、「**排尿後尿滴下《にょうてきか》**」、「**尿線分裂**」、「**いつ流《りゅう》性尿失禁《せいにょうしっきん》**」、「**尿閉《にょうへい》**」などがあげられます。なんとなくわかるものもあれば、なんのこと?というようなものもあるでしょう。とりあえずは、7つ以上も症状があるなんてやっかいなものだなと思っていただければ十分です。

不幸中の幸いですが、前立腺肥大症ではこれらの症状が7ついっぺんに襲いかかるわけではありません。肥大に合わせて3つの段階があり、それに伴って各症状があらわれるのです。段階別に見ていきましょう。

◆第1期「膀胱刺激期」

この段階ではまだ前立腺もあまり大きくなっておらず、尿道への影響も少ない状態です。ただし、残念なことに、やっかいな尿トラブルはもうはじまってしまっています。

まずは「**昼間頻尿**」と「**夜間頻尿**」です。肥大しはじめた前立腺は尿道括約筋や排尿筋を刺激することで、頻尿傾向が出てきます。

昼間頻尿は日中、一度トイレに行ってから2時間以内にまた尿意をもよおしてしまうことを指します。水の飲み過ぎなどでもこれくらいの頻度にはなるかもしれませんが、前立腺肥大症の場合、膀胱に尿が溜まっていない状態でも行きたくなってしまいます。夜間頻尿では、夜中何度もトイレに行きたくなって起きてしまいます。これも昼間頻尿と原因は同じです。

「**尿意切迫感**」に悩まされることもあります。切迫性尿失禁の項目（↓P84）でもお話ししましたが、不意に強い尿意が襲いかかってくる症状です。これも**肥大した前立腺がおしっこのセンサーを刺激してしまう**ことで生じます。トイレに間に合わずもらしてしまうことになれば「**切迫性尿失禁**」に発展します。

また肥大した前立腺が尿道を圧迫することで「**尿線途絶**」、「**排尿遅延**」、「**尿線分裂**」が発生します。すべて尿道が狭くなってしまったことが理由です。

尿道が狭くなることで、尿の勢いが弱まり、途切れてしまうと「**尿線途絶**」になります。排尿の際に尿が2本の線になって出るようになると「**尿線分裂**」です。ホースで水やりをした時、真ん中を指で潰すと水が2本に分かれて出ますよね。同じような形で、前立腺が尿道を圧迫しています。

「排尿遅延」は尿道が狭まることで、排尿にかかる時間が増えることです。前立腺肥大では常に尿道が圧迫されるため、このような症状があらわれます。

◆第2期「残尿発生期」

さらに前立腺肥大が進むと、第2期「**残尿発生期**」へと突入します。

この段階になると尿道がより圧迫され「**残尿感**」を覚えるようになります。尿が出にくくなり、トイレに行っても尿を出し切れず膀胱に残るのです。


この不快感からさらに頻尿の傾向は高まり、しょっちゅうトイレに向かうようになります。しかし、尿道は狭くなっているためお腹に力を入れないと尿が出にくいという「**腹圧排尿**」の症状や、排尿の勢いが弱まる「**尿勢低下**」が発生します。さらに進行すると、急に尿が出なくなる「**急性尿閉**」になることもあります。

トイレに行っても出ず、でも尿意は何度も襲ってくる。この時期の前立腺肥大症は男性にとって大きなストレスになるでしょう。

そのほかにも、尿路感染を起こして排尿時に痛みが生じることや、血尿が出ることもあります。

◆第3期「慢性尿閉期」

さらに尿道は圧迫され、より残尿感が強まります。第2期では50㎖くらいだった残尿が、200～300㎖に増えるため、膀胱の筋肉は伸びて弾力を失ってしまいます。

これによって排尿する力は弱まり、狭まった尿道とあいまって慢性的な**「尿閉」**になってしまいます。排尿しようにも前立腺が邪魔で出せないのです。

また、膀胱に溜まった尿が腎機能に悪影響を与え、**「水腎症《すいじんしょう》」**になる危険も生じます。

恐怖の「いつ流性尿失禁」

前項の第3期の段階まで前立腺肥大症が進行してしまうと、かなり尿が出にくくなりますが、それでも尿を出さないわけにはいきません。**「いつ流性尿失禁《りゅうせいにょうしっきん》」**は尿閉からはじまるタイプの尿失禁で、男性に多くみられます。

空気を入れた風船の口を手で押さえている様子を想像してみてください。当然、空気は少しずつもれていきますね。「いつ流性尿失禁」も同じ原理です。

前立腺肥大症によって尿道は圧迫され、排尿できない状態になっています。ただしもともと尿を我慢するための器官ではないので、完璧にはせき止められません。手で風船の空気を逃さないようにするのと同じです。このまま尿だけが溜まっていくと、溢れた分がちょろちょろともれてしまいます。

「いつ流性尿失禁」になると、自分の意思で排尿をコントロールすることが難しくなります。 膀胱にあふれるほどたまるまで、前立腺肥大症によって尿道は閉ざされ、限界を超えたら勝手にもれ出してしまいます。トイレに行ったときは出ず、行けないような場面でもれる。排尿の自由を奪われると一気に生活も重苦しいものになってしまいがちです。

前立腺肥大症がここまで悪化するケースは多くありませんが、決して甘く見ないでください。

■ いつ流性尿失禁のメカニズム

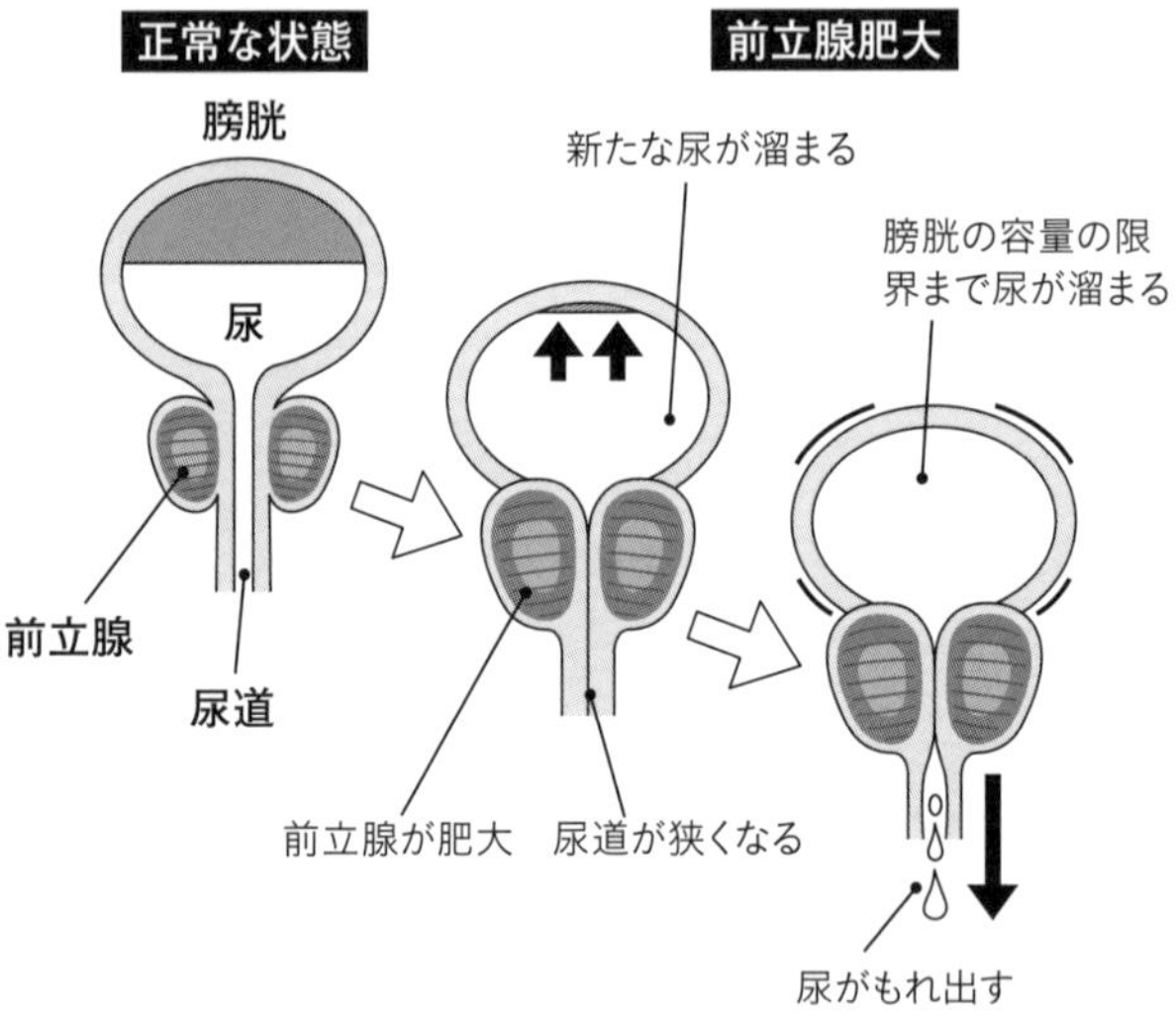

肥大したことで膀胱や尿道が圧迫され、さまざまな症状につながる

アンケート検査で簡単チェック

さて、ここまで前立腺肥大症について話しましたが、実際に自分の前立腺が大きくなっているかどうかは、なかなかわからないものです。身体の内側、見えない部分ですから仕方ありません。治療の際も、毎回レントゲンを撮るというのは面倒です。

そこで、前立腺肥大症の程度を点数化し評価するために米国泌尿器科学会が提唱するアンケート式の検査「**国際前立腺症状スコア**（**I-PSS**）」というものがあります。直近1か月の排尿状況を7つの項目に分けて答え、それを点数化する検査です。

次の図の尿トラブルはさまざまな原因で起こり得るものですが、一般的に0～7点が軽度、8～19点が中度、20点以上が重度の前立腺肥大症といわれています。

診断では、このほかに生活の不満度を判定する「**QOLスコア**」や排尿機能の測定結果などを総合して判断しますが、目安としてやってみるのもいいかもしれません。

■ IPSS（国際前立腺症状スコア）とQOL（困窮度）スコア

IPSS（国際前立腺症状スコア）

	この1か月間、どれくらいの割合で次の症状がありましたか？	全くない	5回に1回未満	2回に1回未満	2回に1回くらい	2回に1回以上	ほとんどいつも	スコア
Q1	排尿後に尿がまだ残っている感じがありましたか？	0	1	2	3	4	5	
Q2	排尿後、2時間以内にまたトイレに行きたくなったことはありましたか？	0	1	2	3	4	5	
Q3	排尿の途中で尿が切れることがありますか？	0	1	2	3	4	5	
Q4	排尿を我慢するのが難しいことがありましたか？	0	1	2	3	4	5	
Q5	尿の勢いが弱いことがありましたか？	0	1	2	3	4	5	
Q6	排尿しはじめるときに力む必要がありましたか？	0	1	2	3	4	5	
Q7	夜寝てから朝起きるまで、何回トイレに行きましたか？	0	1	2	3	4	5	

合計点数と評価

7点以下	8〜19点	20点以上
軽度症状	**中度症状**	**重度症状**

合計　　点

QOL（困窮度）スコア

	大変満足	満足	ほぼ満足	なんともいえない	不満気味	不満	辛い
現在の排尿状態が一生続くとしたら、どう感じますか？	0	1	2	3	4	5	6

合計点数と評価

0〜1点	2〜4点	5〜6点
軽症	**中等症**	**重症**

点

世界共通で使用されている前立腺肥大症の評価法。治療ではこの結果を参考にしながら、治療方針や治療の効果判定を行なう

そのほかの尿もれ

ここまで紹介した尿もれのほかにも、いくつか尿もれの種類はあります。これらは骨盤底筋体操や日頃の生活態度を改めたところで、避けることはできないタイプの尿もれです。

残念ながらすべての尿もれが自力で予防、改善できるわけではありません。もしあなたが頻尿や尿もれ、何かしらの尿トラブルを患ってしまった場合は、まずは病院に行くことを強くおすすめします。

そのほかの尿もれとして代表的なものは「**機能性尿失禁**」と「**一過性尿失禁**」です。

「機能性尿失禁」は、泌尿器には何の問題もないタイプの尿もれです。たとえば認知症の患者さんが、トイレではない場所で排尿をしてしまう。こういった尿もれが機能性尿失禁に当てはまります。認知症などの、判断力の低下がある病気で起こります。

「一過性尿失禁」はほかの病気の副次的な作用で起こる尿もれです。膀胱や前立腺などの病気で尿もれしてしまいます。この場合、原則としてもとの病気の治療と同時に尿もれも治っていきます。

尿もれはまだまだわかっていない部分が多い分野です。どうして切迫性尿失禁が起きてしまうのかも、どうして前立腺が肥大してしまうのかも、その原因は推測の域を出ていません。本書で紹介していない尿もれ、尿トラブルもありますし、研究が進み、より簡単に治療できるようになるかもしれません。

ただ、1章でも話した通り、寿命が伸びた現代では、尿トラブルが私たちの生活に与える影響も増えています。厚生労働省の「平成25年簡易生命表」によると、男性の平均寿命は80・2歳、女性の平均寿命は86・6歳です。

しかし40歳以上の8人に1人は何らかの尿トラブルを、40歳以上の女性は3人に1人が腹圧性尿失禁を、男性も60歳になれば2人に1人が前立腺肥大を抱えています。生活に支障が出るまでにもう少し時間がかかったとしても、この歳から寿命まで！

ずっと尿もれに悩まされるのは、絶対に幸せとはいえないでしょう。

誰もが尿もれになりうるが、誰もが尿もれを改善できる

とはいえ、悲観的にならないでください。尿もれは治療可能な病気です。そして多くの尿もれは、本書で紹介する骨盤底筋体操やスクワット、日々の生活習慣を整えることで予防できます。

せっかくの人生を、せっかくの老後を、尿トラブルのせいで暗いものにするなんてもったいないことです。何歳になっても元気に外に出て、時間を忘れて友人と語らいましょう。運動による尿もれ予防は、そのためにあるのです。

2章ではさまざまな尿もれを紹介してきました。そのなかで、各尿もれに共通する部分が多いことに気づいた読者もいらっしゃるでしょう。

まずは**筋力の低下**。

尿を止めているのは骨盤底筋や尿道括約筋など、膀胱周辺の筋肉です。極論ですが、この筋肉がものすごく強ければ、尿意が強くてもトイレまで長く我慢できます。とくに骨盤底筋のゆるみが原因である腹圧性尿失禁は骨盤底筋体操が効果的です。

次に**血流の悪化**。

膀胱や膣が落ちてくる骨盤臓器脱では、それによっておしっこのセンサーが潰され、血流が悪くなっています。また男性の前立腺肥大症も、肥大した前立腺によって圧迫され、膀胱周辺の血流が悪くなっています。血の巡りを良くすることでこれらの症状は緩和されるのです。

最後に**ホルモンの乱れ**。

男性も女性も、ホルモンの乱れは尿もれの大きな要因です。たとえば更年期で女性ホルモンが低下し、筋力がさらに衰える。これは腹圧性尿失禁の原因のひとつになります。男性ホルモンであるテストステロンの低下は、前立腺肥大症の原因だといわれています。

筋力、血流、ホルモンバランス。これら3つを同時に改善する最もシンプルな方法は、運動です。あきれるくらい簡単な答えですね。だから尿もれがいやなら運動をするべきなのです。運動不足自体も尿トラブルにつながりますから、運動をすることは最も効果的な尿もれ予防、改善策です。

尿もれがいやなら、骨盤底筋＋アルファを鍛えなさい

ここでやっと本書のメインテーマに近づいてきました。
運動が尿もれに効果的なことは明らかですが、では、より効果的な運動は何か。
それが**骨盤底筋体操およびスクワット**です。

骨盤底筋体操は、文字通り骨盤底筋を鍛えることで、ほとんどの尿もれに効果があ

りますが、それだけでは効果が薄い場合もあります。

たとえば骨盤臓器脱になりかけていて、膣に違和感を覚えるようになった場合、骨盤底筋体操だけでは足りません。前立腺肥大症になって頻尿になってきた場合、これも骨盤底筋体操だけでは足りません。そういう時は、下半身全体を鍛えるスクワットが有効になってきます。実はこのスクワットは、近年アメリカで最も注目されている尿トラブル対策なのです。

第3章では、尿もれの予防、改善のための骨盤底筋運動とスクワットのやり方を紹介します。

第3章

尿もれ改善エクササイズ

骨盤底筋体操 vs スクワット

今、アメリカの尿もれ対策で、ひとつの大きなムーブメントがあります。それが**「骨盤底筋体操」vs「スクワット」**です。

骨盤底筋体操は、言葉の通り骨盤底筋を鍛える体操です。2章で解説したように、尿もれの大きな要因が、骨盤底筋のゆるみです。骨盤底筋体操では、ゆるんでしまった骨盤底筋を鍛え直し、尿道をギュッと締められるように改善していきます。本書でも後ほど紹介しますが、テレビや書籍などでも多く紹介されており、ご存じの方もいらっしゃるかもしれません。

対して**スクワットは、骨盤底筋のみならず、下半身全体を鍛えることができます。**

これはとくに骨盤臓器脱など、膀胱や子宮が落ちてきてしまった女性に効果的です。これらの臓器は直接、骨盤底筋によって下から支えられていますが、人間の身体は複雑で、実はお尻の筋肉や太もも周り、股関節周りの筋肉も、間接的にではありますが臓器を支えているのです。ですので、それらをまとめて鍛えられるスクワットが効果的なのです。また、**そもそも骨盤底筋がゆるんでいる人は、下半身全体の筋肉が衰えている傾向にある**ので、スクワットはそういった意味でも効果的です。

骨盤底筋だけをピンポイントに鍛える骨盤底筋体操か、下半身をまんべんなく鍛えるスクワットか。どちらがより優れた尿もれ改善運動なのか、まだ結論は出ていません。人それぞれ、尿もれの原因や程度も違いますし、もともとの筋力にも差があるので、なかなか判断しづらいというのが実情です。

今、アメリカでは「骨盤底筋体操」vs「スクワット」として、どちらが優れているか多くの人が検証しています。そしてこれは、医者や研究者のみならず、一般人にまで及ぶ流れとなっています。

現代は、インターネットを通して誰でも情報を発信できる社会です。ユーチューブやインスタグラムなどで検索すると、たくさんの「骨盤底筋体操」vs「スクワット」に関する動画、コンテンツがヒットします。投稿者の多くは一般人で「骨盤底筋体操」派と「スクワット」派に分かれ効果を争うものや、1人で両方やってみて比較するものなど、内容もさまざまです。

私個人としては、**どちらかといえば下半身全体の筋力を鍛えるスクワットのほうが効果的**かと思うのですが、確証もなく、想像の域を出ていません。日本ではまだ尿もれといえば骨盤底筋体操というくらいで、スクワットは浸透していません。しかし、おそらく数年のうちに、日本の尿もれ対策の現場にも、スクワットが普及することでしょう。

本書では「骨盤底筋体操」と「スクワット」の両方を紹介します。それぞれ複数のエクササイズがありますので、ご自身に合ったものを選んでください。難しく考える必要はありませんので、これならできそうというものを選んでやってみてください。

■ YouTubeにおける
尿もれ対策スクワット動画

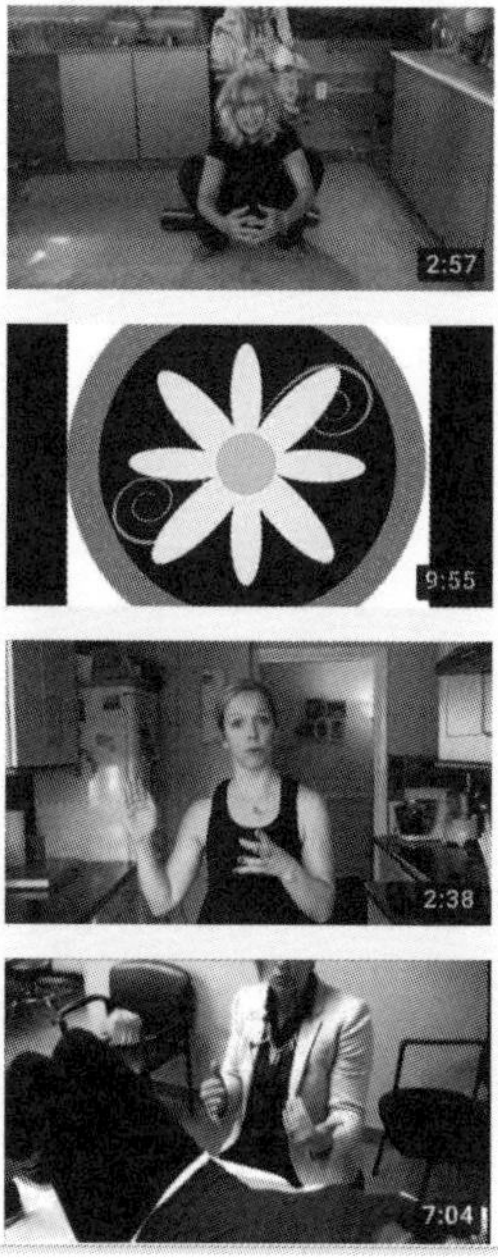

アメリカでは多くの人がそれぞれのトレーニングを実践し、その様子を動画にアップロードしている

身体を動かすことが健康を手に入れる第一歩

さて、これからそれぞれのトレーニングを詳しく紹介していきますが、「身体を動かすだけで尿もれを改善できるの？」と不安に思っている方も多くいらっしゃるかもしれません。

ですが、尿ケア用品や生理用品などを取り扱うメーカーが行なったアンケートによると、**骨盤底筋体操を2か月以上続けた人のうち約半数以上の人が「実際に尿もれの症状が改善できた」と答えた**そうです。

また、2章を読まれた方の中には、切迫性尿失禁や前立腺肥大症など、骨盤底筋のゆるみが直接的な原因ではない尿もれにも効果はあるのかと、疑問に思われる方もいらっしゃるでしょう。

大丈夫です、改善します。

骨盤底筋体操やスクワットなどの運動によって、まずは血流が回復します。膀胱は血流が回復することで、より柔軟に尿を溜められるようになります。2章でも説明した通り膀胱周りの血流の悪化は、尿トラブルの要因です。そして血流が回復することで、ホルモンの分泌も行なわれるようになります。とくに前立腺肥大症などは、ホルモンの乱れが原因の1つとされています。

もちろん直接的な原因ではないので、しっかりと病院に行き、適切な治療とセットで行なうことが条件ですが、ほとんどの尿トラブルに対し、骨盤底筋体操やスクワットは一定の効果が見込めます。

尿トラブルが改善したことによって、趣味や好きなことなど自分のやりたいことに前向きに取り組めるようになったという意見も少なくありません。これは、それまで外出先でもすぐにトイレの有無を確認しなければならず、常に頭の片隅にあった尿もれの不安が解消されたことによるものでしょう。

さらに、**骨盤底筋を鍛えることで便秘や冷え性の改善も期待できます**。健康な身体と充実した毎日を手に入れるためには、身体を動かすことが最も有効な手段の１つなのです。

これらの改善トレーニングは、紹介しているものすべてを毎日やらなければいけないわけではありません。毎日決まった時間でなくても、仕事や家事の合間など、できるときに行なってください。こまめに区切って行なっても良いでしょう。自分のライフスタイルに合わせて取り入れましょう。

ただ、毎日同じトレーニングを行なっていると飽きてしまい、三日坊主になりがちです。そんなときは、その日の気分によって好きなものを選び、自分の体調にあわせてトレーニングメニューを組んでみましょう。

新鮮な気持ちで楽しみながらエクササイズを行なうことが、運動を継続していくコツです。体調が優れない日や身体のどこかに痛みを感じるときなどは、無理をせずにトレーニングをお休みしても良いでしょう。

また、仕事やプライベートの予定など、どうしても時間がとれないという日もあると思いますが、1日、2日程度であればエクササイズができない日があっても問題はありません。少しお休みしたからといって、これまで行なってきたトレーニングの効果が失われてしまうことはないからです。

その代わり、お休み後にはまた必ずトレーニングを再開しましょう。もちろん、その分を取り返そうと、再開時に通常の2倍行なう必要もありません。

一番大切なことは、トレーニングを続けていくことです。そのためには、はじめから無理なペースで行なわないことです。たとえ「今すぐにでもトラブルを改善したい！」という気持ちがあっても、無理をして体調を崩したり、トレーニングがつらくなってすぐに止めてしまったりしては意味がありません。身体を動かすことが「当たり前」になり、トレーニングが苦痛なものではなく楽しいものに変わっていけば、自然と毎日続けていくことができるようになります。

1章でお話しした通り、尿トラブルによって外出が減ってしまったというデータもあります。尿トラブルの改善は、ひとつの症状が改善されるということ以上に、私たちの生活に明るさを取り戻してくれることでしょう。健康的に明るい毎日を送るためにも、なるべくトレーニングの習慣を途絶えさせないようにしましょう。

それでは、次のページからトレーニングについて具体的に解説していきます。

骨盤底筋のゆるみを改善する骨盤底筋体操

まず紹介するのは、骨盤底筋のゆるみを改善する「**骨盤底筋体操（ケーゲル体操）**」です。お尻の穴と膣を締める→ゆるめるというシンプルな動作のくり返しなので、誰でも取り組むことができ、尿トラブルの改善にとても効果的です。

それでは、体操をはじめる前にこの「骨盤底筋」が身体のどの部分を指すのか、どんな働きをするのかをおさらいしておきましょう。

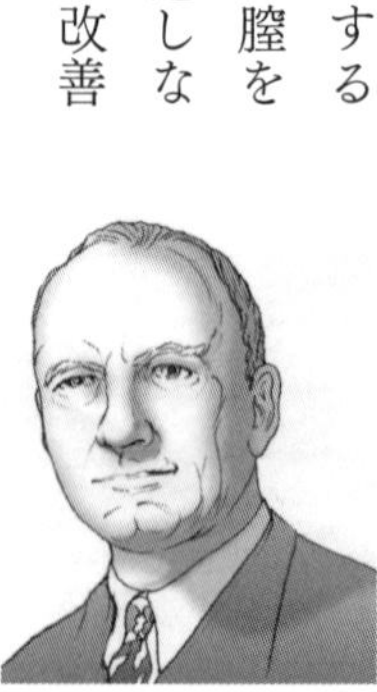

骨盤底筋を鍛える体操を考案し、広めたアーノルド・ケーゲル医師

骨盤底筋とは骨盤の一番下にある強靭な膜のことです（→P16参照）。膀胱、子宮、直腸といった骨盤内臓器を支える役目を担っているので、ここがゆるむと尿がもれた

り、骨盤臓器脱を引き起こしたりするなどの問題が生じるのです。

この骨盤底筋が締まっているかどうかは、簡単な方法で確認することができます。お風呂場などで膣に指をあてたまま、キュッとお腹に力を入れてみてください。**指が吸い取られるように身体の奥に引き寄せられれば、骨盤底筋がしっかりと締まっている証拠**です。

男性の場合は膣がないので骨盤底筋の確認が女性より難しいのですが、ひとつ方法があります。男性の方なら思い当たるでしょうが、勃起したペニスに力を込めると、多少上下に動かせるかと思います。このとき使っている筋肉が、骨盤底筋です。動かすのが困難な場合、骨盤底筋が弱っていると考えられるので、試してみてください。

また、よく「排尿中に尿を止めること」と「骨盤底筋体操をしていること」が同じだと勘違いしている人が多くいますが、**尿を我慢する行為は危険**です。確かに使う筋肉は同じかもしれませんが、尿道に尿をとどめることは感染症につながる恐れがあります。骨盤底筋は骨盤底筋体操で安全に鍛えましょう。

基本の骨盤底筋体操

深呼吸をして内臓を上げるように力をお腹に入れたら、骨盤の筋肉を締めてください。

次に膣に指をあてて、すばやく締めたり、ゆっくり締めたりをくり返しましょう。慣れてきたら、締めるスピードを落としてよりゆっくりと行ないます。締める動作を1セットにつき15回行ない、朝晩それぞれ1～3セットずつ行なうことが目安です。

男性の場合は、お尻の穴を締めるイメージで行なってみてください。同様の効果があります。

①

背筋を伸ばし膣に手をあてる

猫背の状態で行なっても骨盤底筋に適切な負荷をかけることができないので気をつける

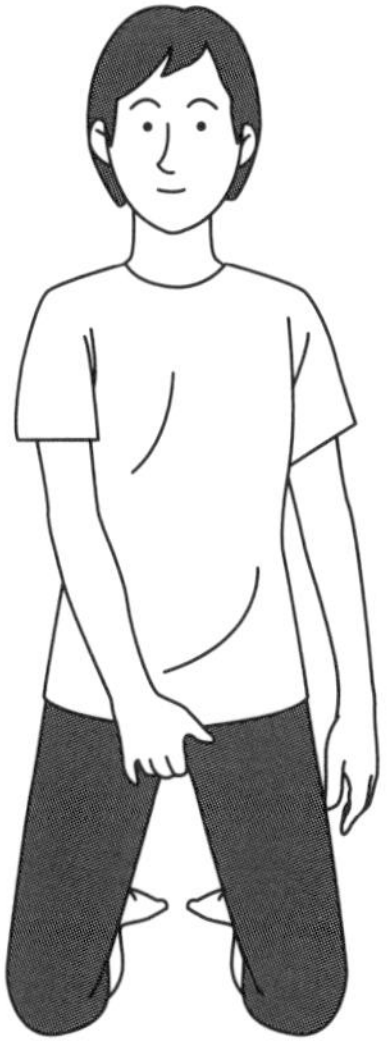

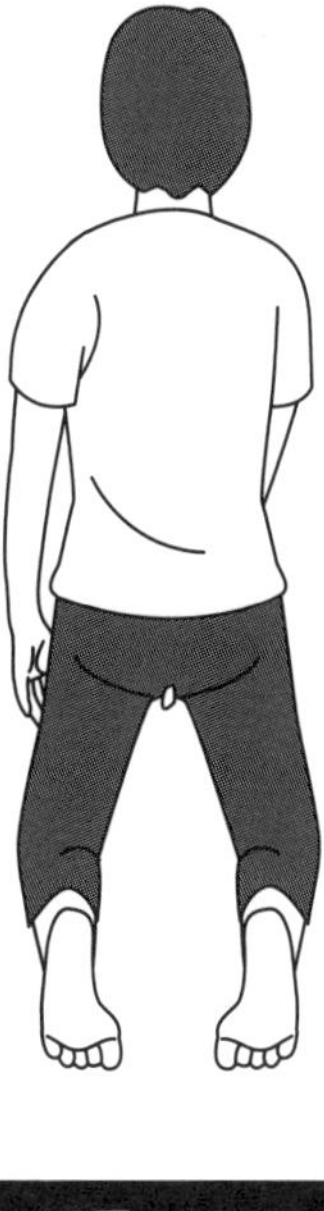

②

膣を締めたりゆるめたりする

見た目の変化はほとんどないが、締めることでわずかにお尻が上がるような感じがする

15回を1セットで朝晩それぞれ1〜3セットずつ行なう

あお向けで行なう骨盤底筋体操

床にあお向けに寝てヒザを曲げます。足は腰幅に開いて、下腹部に両手をそえましょう。そして、胃や腸などの内臓が体の上方へ持ち上がるようにお腹をへこませます。

次にこの姿勢を維持しながら、ゆっくりと膣を締めます。これを10回くり返しましょう。

男性の場合は、お尻の穴を締めるイメージで行なってみてください。

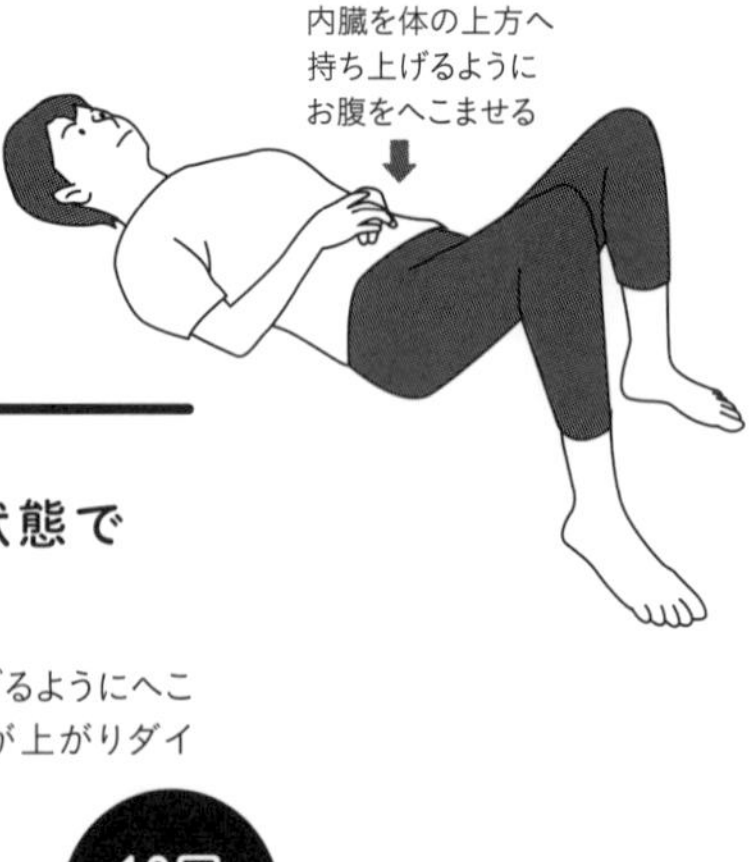
内臓を体の上方へ
持ち上げるように
お腹をへこませる

あお向けの状態で膣を締める

内臓を上へ持ち上げるようにへこませると、より効果が上がりダイエットにもなる

**10回
くり返す**

骨盤底筋体操②ーB

四つん這いで行なう骨盤底筋体操

四つん這いの姿勢から、ヒジを曲げて床に両腕をつけます。ゆっくりと頭を下げながら膣を締めましょう。これを10回くり返します。
男性の場合は、お尻の穴を締めるイメージで行なってみてください。

床にヒジをついて、新聞などを読むようなイメージで

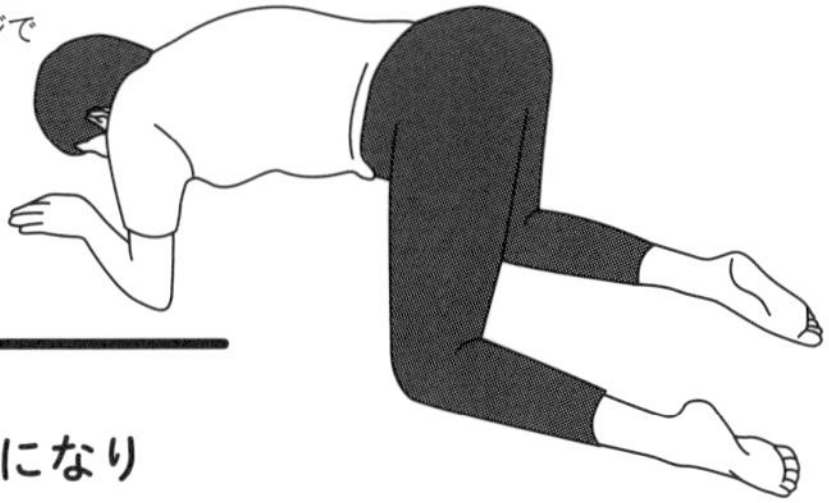

四つん這いになり膣を締める

どの体勢でも、1回1回骨盤底筋の締まりを感じながら行なうことでトレーニングになる

10回
くり返す

座位で行なう骨盤底筋体操

イスに深く腰かけて、やや前かがみの姿勢になります。足は肩幅に開き、足の裏をしっかりと床につけましょう。この姿勢をキープしたまま、ゆっくりと膣を締めます。これを10回くり返しましょう。

男性の場合は、お尻の穴を締めるイメージで行なってみてください。

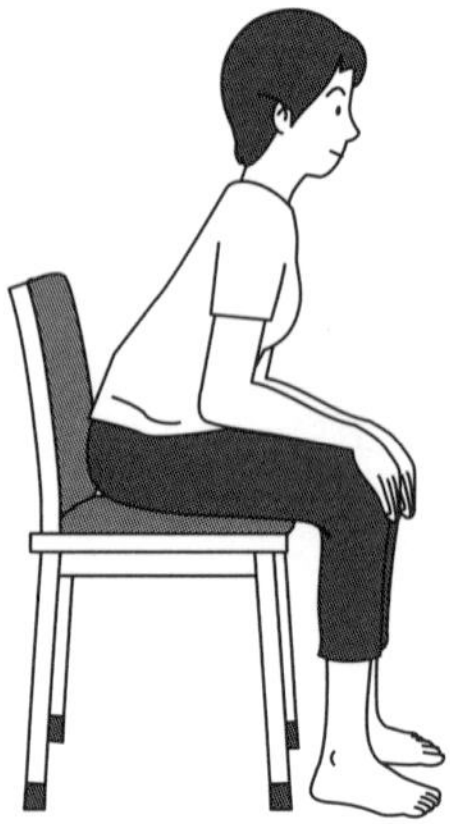

座った状態で膣を締める

座りながらの体操なので、テレビを見ながらなど、スキマ時間を使ってこつこつと行なうことができる

10回 くり返す

骨盤底筋体操③-B

立位で行なう骨盤底筋体操

足と両手を肩幅に開き、両手をイスの背をつかんで両腕に体重を乗せます。この姿勢を維持したままゆっくりと膣を締めましょう。締める動作を10回くり返します。

男性の場合は、お尻の穴を締めるイメージで行なってみてください。

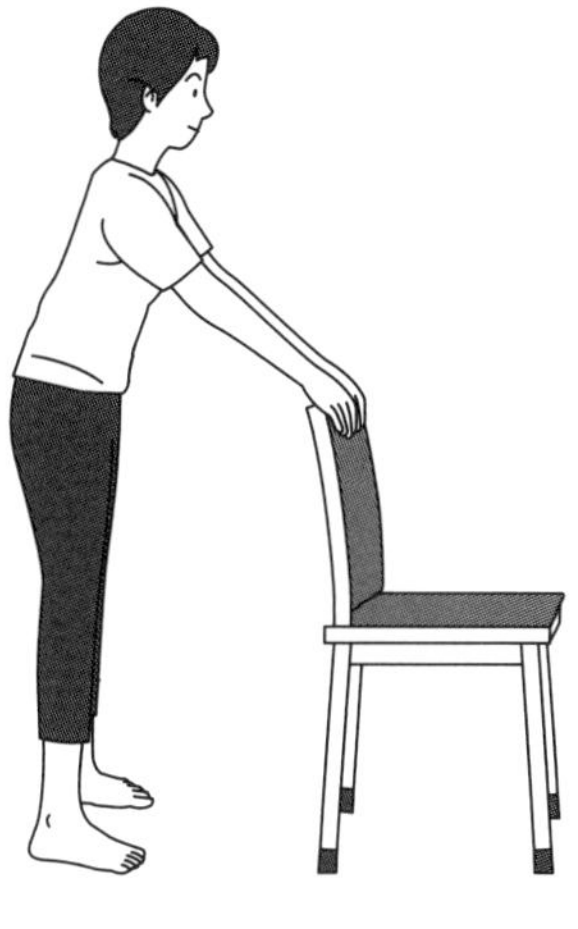

イスの背を両手でつかみ膣を締める

高さが合わないとうまく体重をかけられないので、適切な高さの机などで行なうこと

10回くり返す

骨盤底筋体操④

尿を我慢しながら青竹踏み

次は、これまでとは少しテイストの違うものを紹介します。健康器具としてよく使われている「**青竹**」を使用した尿もれ予防の体操です。青竹はプラスチック製の安価なものであれば、100円ショップなどでも販売しています。この青竹を踏むことで自分の体重を利用して足裏をマッサージする健康法ですが、実はこの青竹踏みが、尿もれ予防にも効果があるのです。

やり方は簡単です。

膀胱に尿を溜めた状態で青竹踏みの上に乗り、その場で足踏みを行なってください。足の裏、ふくらはぎ、お尻の神経をくり返し刺激すると、骨盤内の臓器の働きがよくなります。青竹踏みでは**足のツボが刺激されることによって、膀胱の電気（脳からの信号）の流れが改善され、膀胱に尿を溜めることができるようになる**のです。ポイントは尿を溜めた状態で行なうこと。通常の青竹踏みであれば単なる足裏のマッサージですが、膀胱に尿がある状態で行なえば、尿を我慢する訓練にもなります。もれそうになるほど溜める必要はありません。「あ、トイレに行ってもいいかな」というくらいの感覚で十分です。

1日2回、朝夕にそれぞれ2分間ずつ行ないましょう。

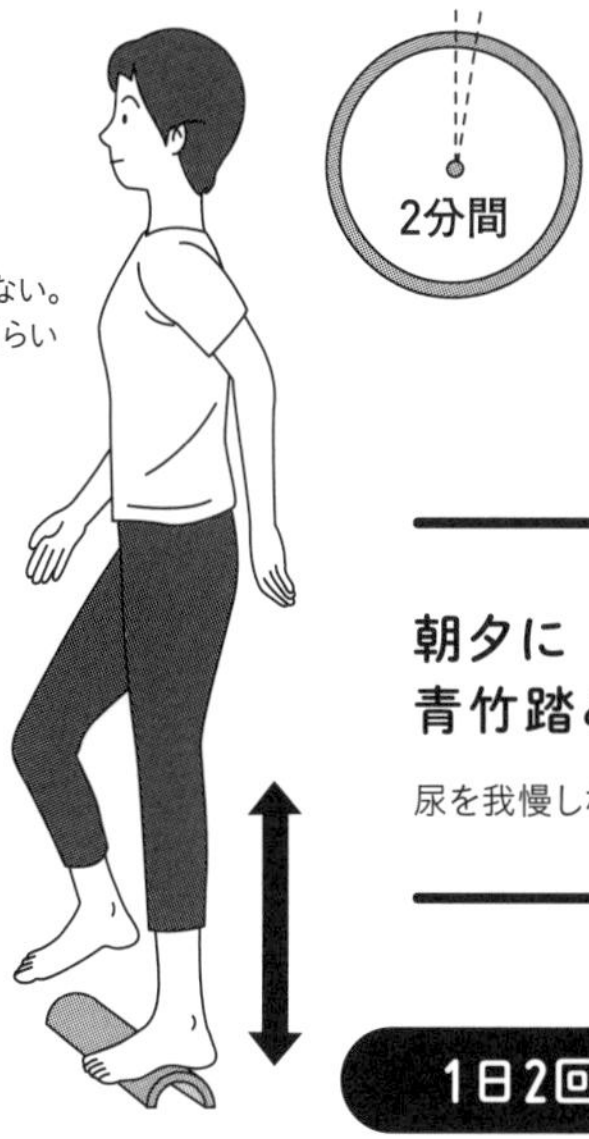
足は上げすぎない。つま先が浮くくらいで十分

朝夕に
青竹踏みを行なう

尿を我慢しながら行なう

1日2回、2分ずつ行なう

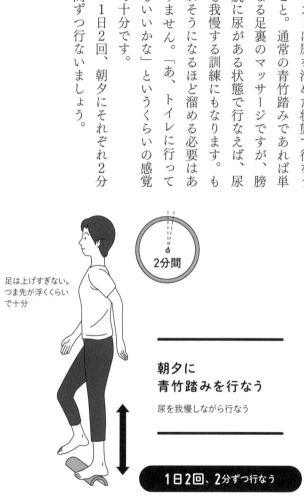

膀胱を柔軟にほぐす会陰部マッサージ

最後に紹介するのは「**会陰部《えいんぶ》マッサージ**」です。

会陰部とは、膣（男性の場合は陰嚢）と肛門の間にあたる部分です。会陰部マッサージではこの部分をさすることで骨盤底筋を鍛えます。これまでの骨盤底筋体操とは異なり、外からの刺激で骨盤底筋を鍛えます。

会陰部マッサージの方法は女性の場合は膣と肛門の間、横幅3㎝あたりの位置を、男性の場合は陰嚢《いんのう》と肛門の間、横幅3㎝あたりを刺激します。

この部位をゆっくりと3秒ずつかけて、指で左右に優しくさすりましょう。合計で10回程度、約1分間かけてゆっくりと行なうことがポイントです。

基本的にいつ行なってもかまいませんが、衛生面を考えてお風呂上がりなど、身体が清潔なときがおすすめです。また、夜間頻尿の方は寝る前に行なうと効果的です。

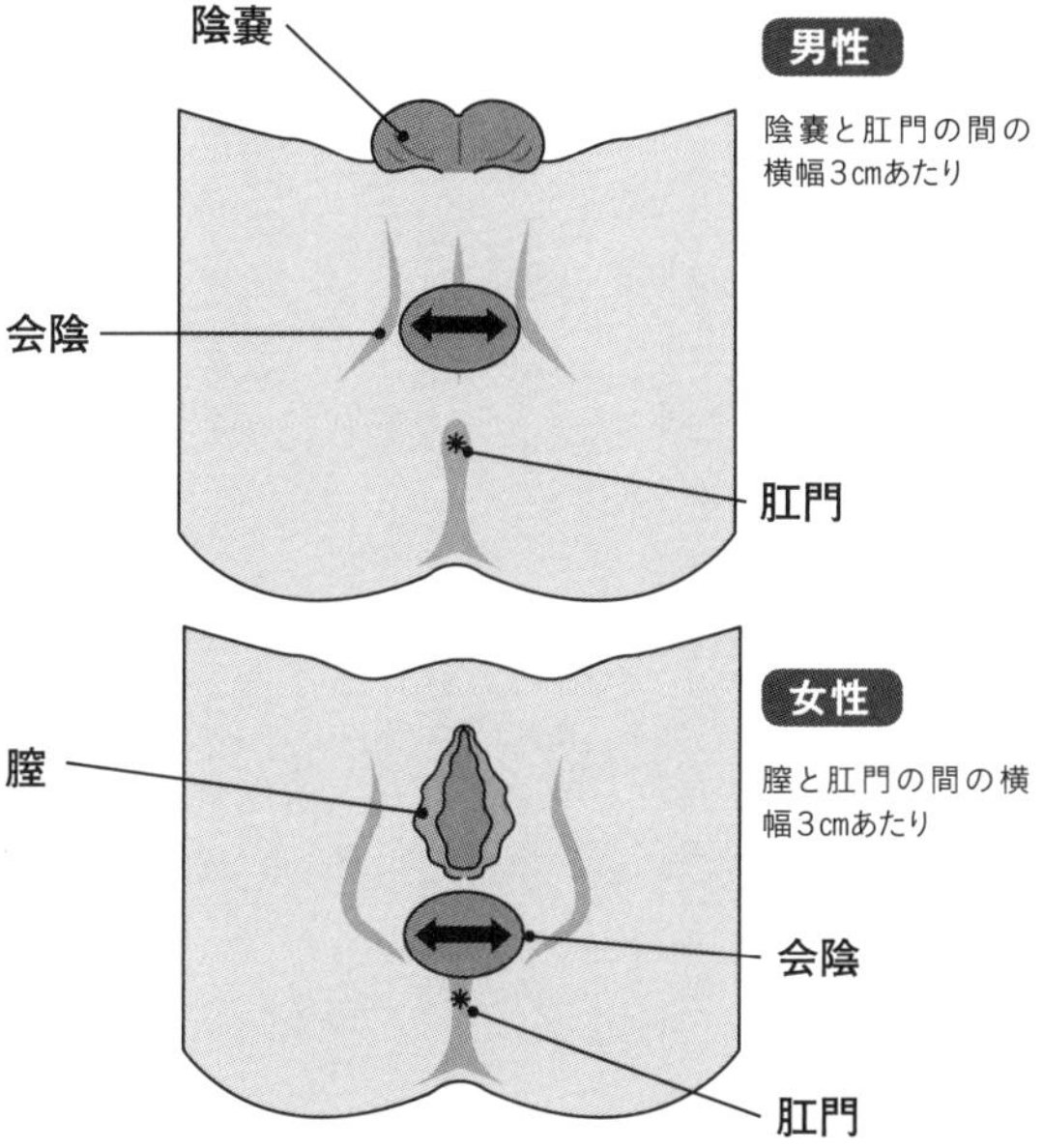

会陰部を
ゆっくりさする

会陰部に指をあて、左右にゆっくりさする。右に3秒、左に3秒かけてゆっくり行なうとよい

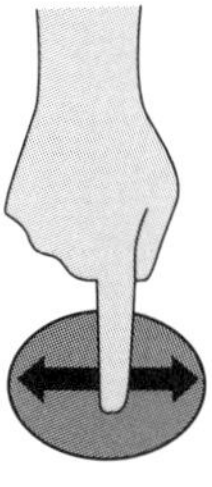

往復10回、約1分間行なう

下半身全体を鍛えるスクワット

骨盤底筋体操の次は、スクワットを紹介します。

スクワットではお尻から太ももにかけての筋肉を効率良く鍛えることができます。**下半身の筋肉を鍛えることで臓器を正しい位置へと導くことができるため、とくに骨盤臓器脱が原因で起こる尿トラブルで悩んでいる人におすすめ**です。

現在アメリカで「骨盤底筋体操」vs「スクワット」が盛り上がっていることはお話ししましたが、そのなかでもスクワットは「**30日チャレンジ**」がよく見受けられます。スクワットの回数を増やしたり、種類を変えていきながら30日間連続でスクワットを行なうと、尿もれが改善しているというものです。

本書ではこの後、簡単なスクワットを5つ紹介しますが、もし30日チャレンジに興味をもった方がいらっしゃいましたら、巻末に「**スクワット30日チャレンジオリジナルプログラム**」をつけたので、ぜひ挑戦してみてください。

もちろん、ムリに30日チャレンジをすることよりも、自分のペースでいいので続けることのほうが大切です。このあと紹介するスクワットのなかには、比較的簡単に行なえるスクワットもあるので、ぜひご自身の体力に合わせて適切なものを選んでください。

なお、日頃、運動の習慣がない方がなんの準備もなく運動をしてしまうと、ケガなどにつながる危険性があります。ランニングの前に準備運動が必要なように、**スクワットの前にも軽く体をほぐしておきましょう**。

また、次ページでスクワットを行なう際に注意したい大切なポイントをお伝えしているので、併せてご覧ください。

スクワット①

基本のスクワット

最もオーソドックスなスクワットです。正しいフォームを意識して、下半身を鍛えましょう。**つま先より前にヒザを出さない、つま先とヒザの向きをそろえる、腰が上がらない、呼吸を止めずに行なう、この4点が基本**です。

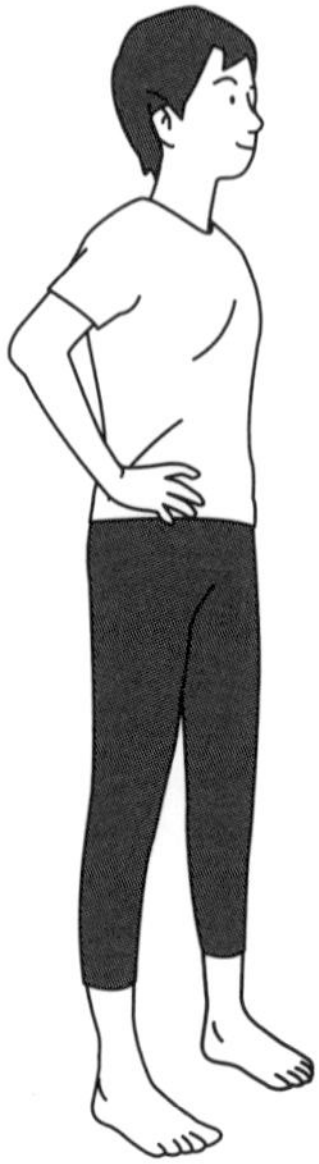

①

肩幅程度に足を開いて立つ

このとき足幅が狭すぎると、しゃがむときに体重を支えきれず転倒の恐れがあるので注意

10回を1セットとし、体力に合わせて数セット行なう

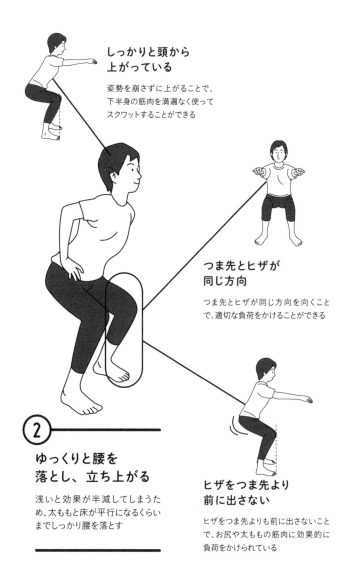

しっかりと頭から上がっている

姿勢を崩さずに上がることで、下半身の筋肉を満遍なく使ってスクワットすることができる

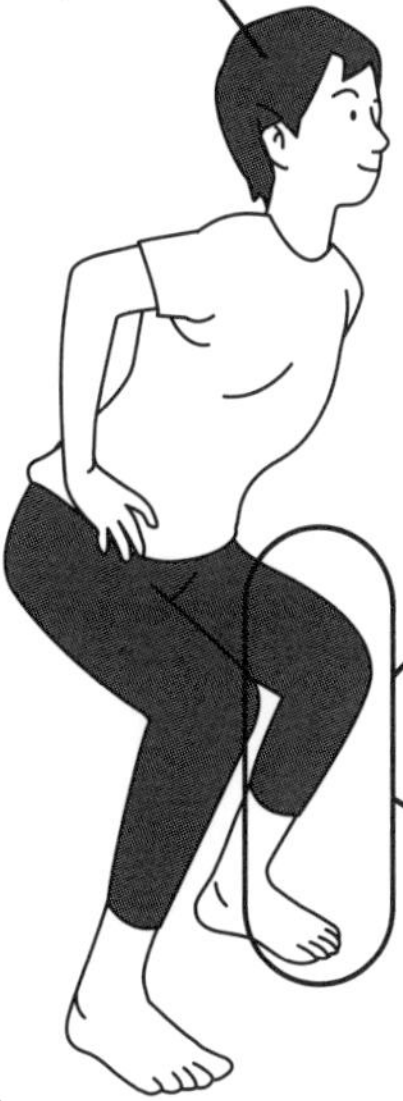

つま先とヒザが同じ方向

つま先とヒザが同じ方向を向くことで、適切な負荷をかけることができる

② ゆっくりと腰を落とし、立ち上がる

浅いと効果が半減してしまうため、太ももと床が平行になるくらいまでしっかり腰を落とす

ヒザをつま先より前に出さない

ヒザをつま先よりも前に出さないことで、お尻や太ももの筋肉に効果的に負荷をかけられている

スクワットの注意点①

しゃがんだときに、ヒザがつま先より前に出ないこと

スクワットの基本的な動作はヒザの屈伸ですが、行なう際につま先がヒザよりも前に出てしまうと、重心が前に傾き、太ももの前の筋肉だけにしか負荷がかからなくなってしまいます。図のように、**ヒザを前に出さずにお尻をまっすぐに落とす**ようにしましょう。お尻や太もも裏にも効果的に負荷をかけることができます。

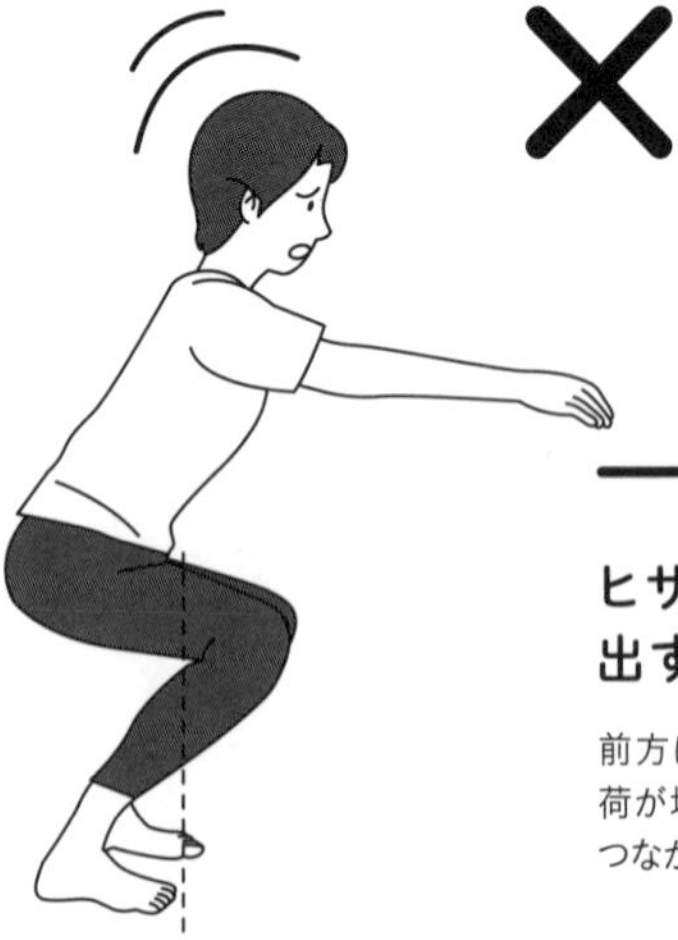

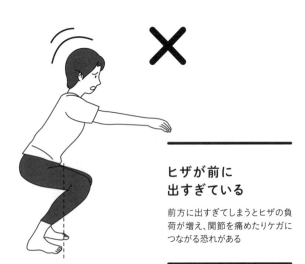

ヒザが前に出すぎている

前方に出すぎてしまうとヒザの負荷が増え、関節を痛めたりケガにつながる恐れがある

スクワットの注意点②

つま先とヒザは同じ方向を向くこと

　基本的に、何もしなければヒザとつま先の方向は同じはずですが、内股傾向のある女性はヒザが内側に入りやすいので気をつけましょう。ヒザの向きが変わってしまうのはフォームの崩れであり、ヒザを痛めてしまう恐れがあります。

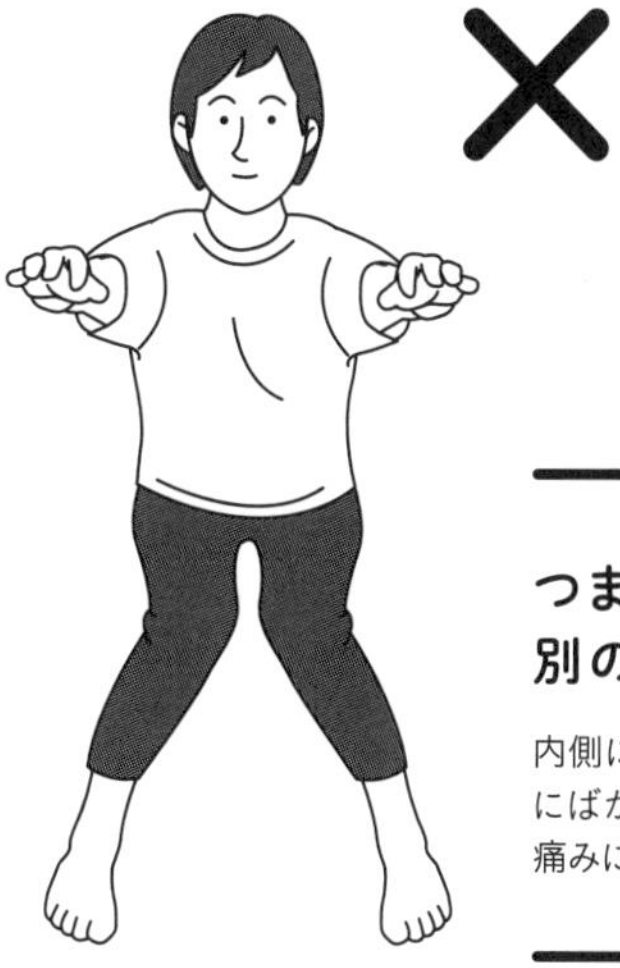

つま先とヒザが別の方向

内側にねじれることで体重がヒザにばかりかかってしまい、ケガや痛みにつながる危険がある

スクワットの注意点③

腰から上がらないように注意すること

かがんだ姿勢から立ち上がるときに、腰から上がろうとすると頭が下がり猫背になります。これではお尻や太ももの裏側に効かせられず、同時に腰痛の原因にもなってしまいます。**腰は落としたまま、頭から真上に上がるイメージ**で行ないましょう。

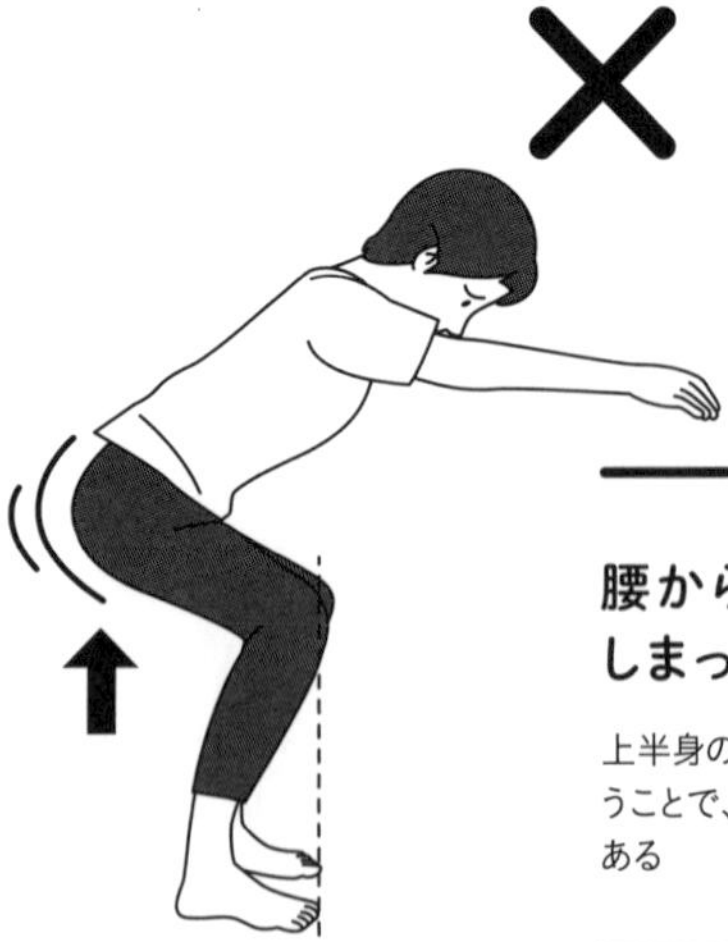

腰から上がってしまっている

上半身の体重が腰に集中してしまうことで、腰を痛めてしまう恐れがある

スクワットの注意点④

息を吐きながらしゃがみ、吸いながら上がること

グッと力を込めるときに呼吸を止めると、血圧が急激に上がりやすく、また酸素も不足しがちになってしまいます。

しゃがむタイミングでゆっくり口から吐き、体勢を戻すときに鼻から息を吸いましょう。

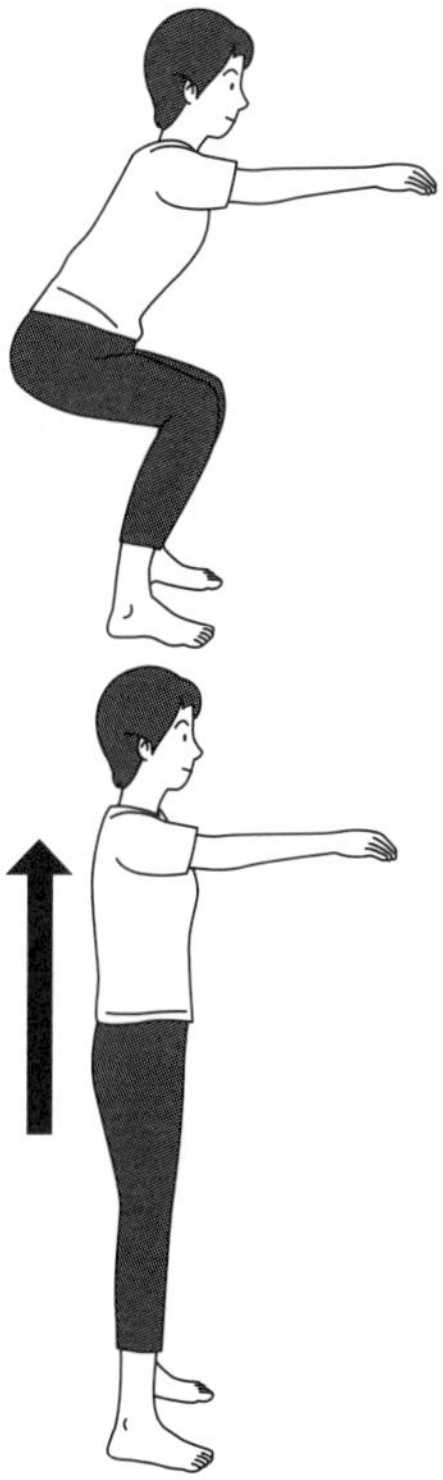

しゃがむとき

ゆっくりと息を吐きながら腰を落とす

立ち上がるとき

息を吸い体内に酸素を取り込みながら立ち上がる

スクワット②

イスを使ったスクワット

次に、イスを使った簡単なスクワットを紹介しましょう。

イスに浅く腰かけた状態から、腕を使わずに立ち上がります。

急いで雑になってしまうよりは、正しいフォームでゆっくりと行なう方が効果的です。慣れるまでは、**3秒かけて立ち上がり、3秒かけて座る**くらいのペースで行なってみてください。

①
イスに浅く腰かける

背筋を伸ばして座り、上半身の姿勢をキープし続ける意識をもつこと

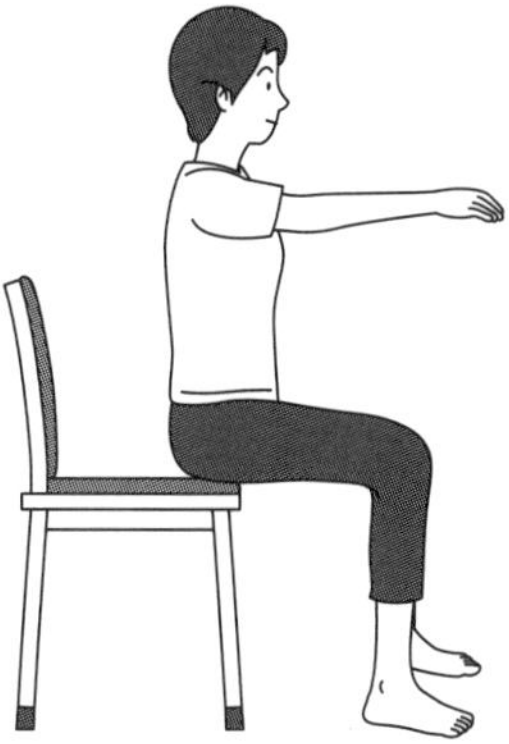

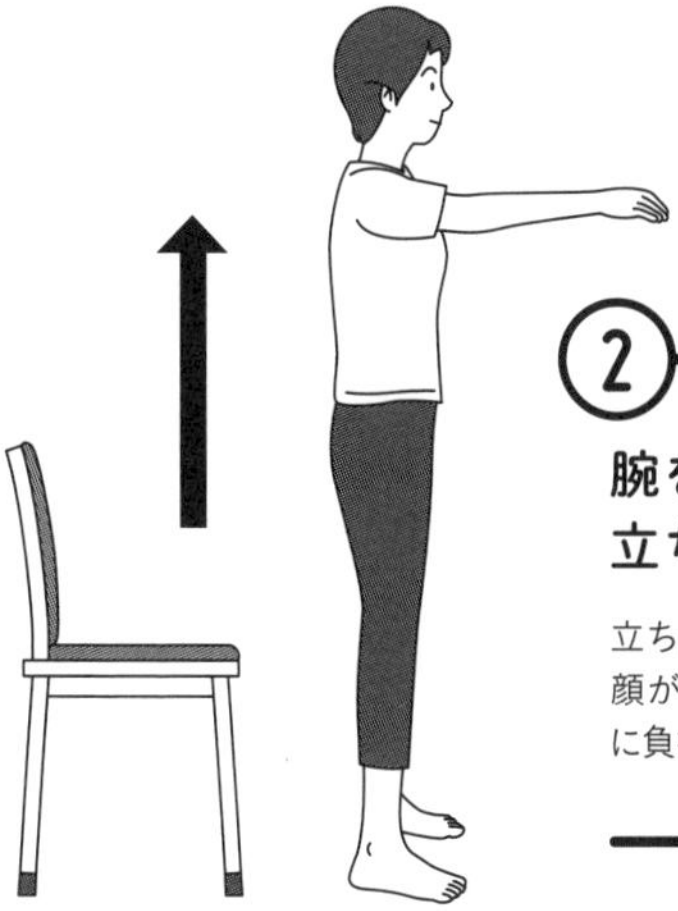

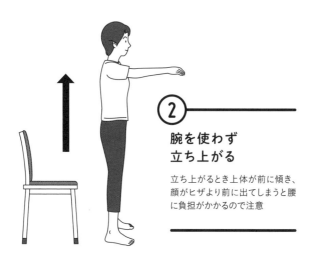

②
腕を使わず立ち上がる

立ち上がるとき上体が前に傾き、顔がヒザより前に出てしまうと腰に負担がかかるので注意

10回を1セットとし、体力に合わせて数セット行なう

スクワット③

イスの背をつかんでスクワット

イスを使ったもう1つのスクワットです。通常のスクワットはきついという方は、ぜひこちらの方法で行なってみてください。

まず、イスの後ろに立って、片手でイスの背を軽くつかみます。このとき両足は肩幅程度に開いておきましょう。

ゆっくりと腰を落とし、**太ももが床と平行になるように**しましょう。

立ち上がるときは猫背にならないように意識します。

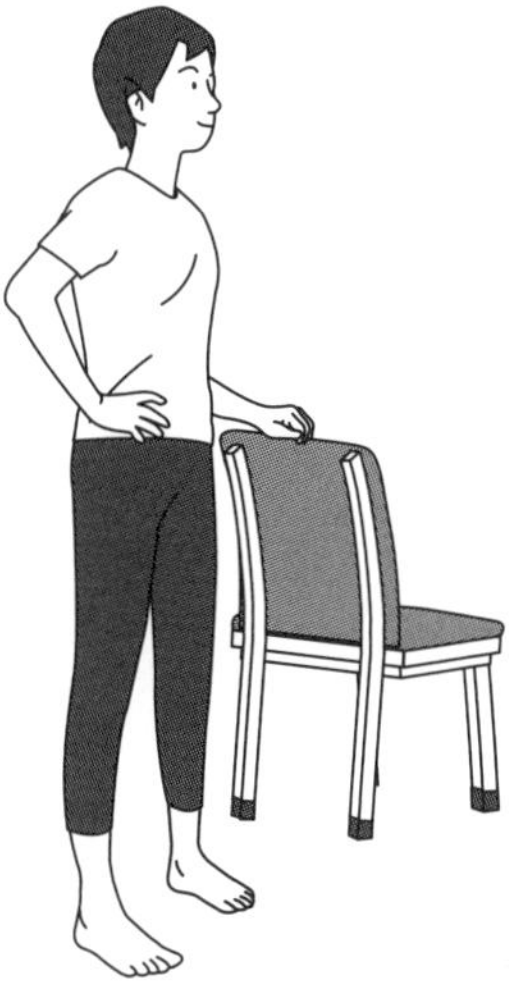

①

イスの背に手をかけて立つ

足は肩幅に開いておき、このまま自然にスクワットできるようにしておくこと

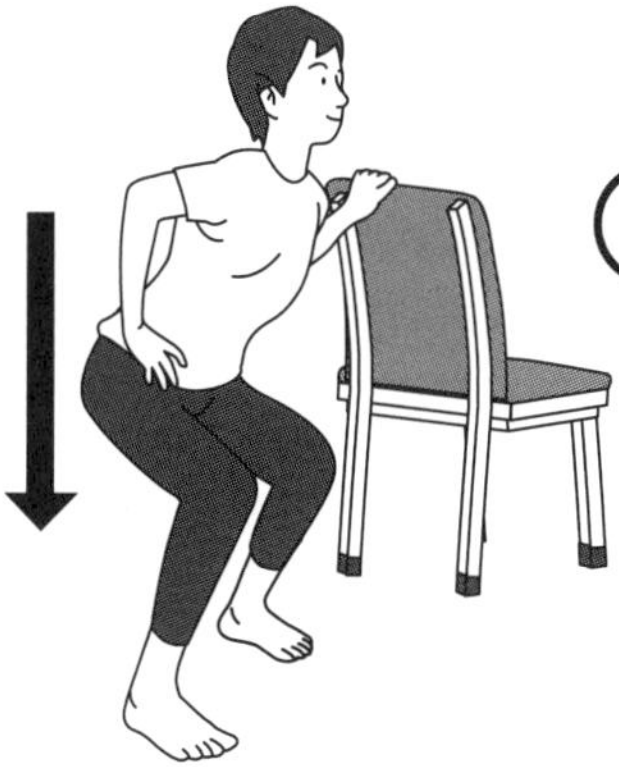

②

ゆっくりと腰を落とし、立ち上がる

腕で立ち上がろうとするとフォームが崩れてしまうので、あくまでもイスは補助として使うこと

10回を1セットとし、体力に合わせて数セット行なう

スクワット④

ワイドスクワット

足を通常より広げて行なうことで、**より股関節周りの筋肉を鍛えられるスクワット**です。

両足を肩幅の1・5倍程度開いて立ちます。このときつま先は少し外側に向けておきましょう。ゆっくりと太ももが床と平行になるくらいまで腰を落としたら、元の体勢に戻ります。

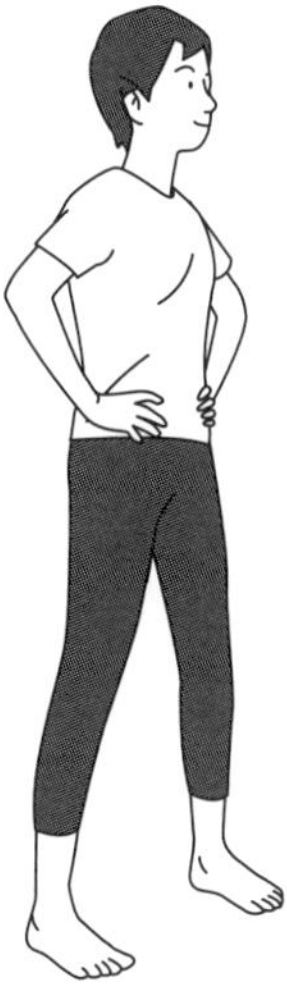

①

足を肩幅の1.5倍程度開いて立つ

足を開きすぎるとしゃがめなくなるので注意、つま先は45度くらい外側に向けておくこと

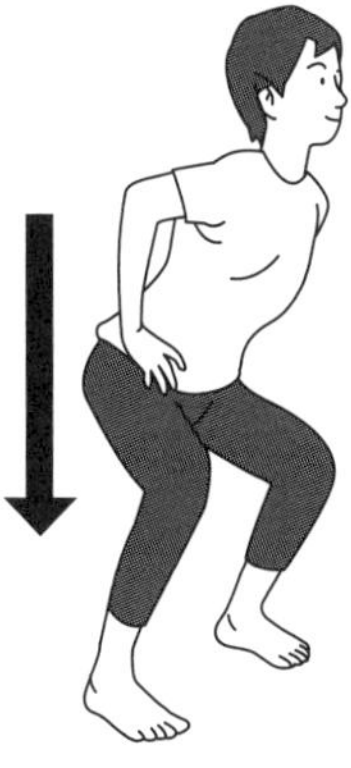

②

ゆっくりと腰を落とし、立ち上がる

通常より足が開いていることで、しゃがんだときにヒザが内側を向きやすくなるので注意が必要

10回を1セットとし、体力に合わせて数セット行なう

スクワット⑤

ランジスクワット

前足で大きく踏み込むスクワットです。左右の足で交互に行ないましょう。

足を肩幅程度に開いて立った状態から、**片足を1・5歩程度前に**出します。その状態でゆっくりと前方に重心をかけながら腰を落としていきます。後ろ足のヒザが90度になるまで腰を落としたら、また元の体勢に戻りましょう。

ただし、ヒザが痛い方はあまり深く腰を落とさないように注意してください。すべてのスクワットに言えますが、浅いスクワットでも効果はあります。

①

肩幅程度に足を開いて立つ

このあと大きく踏み込むので、前方に余裕のある場所で行なうこと

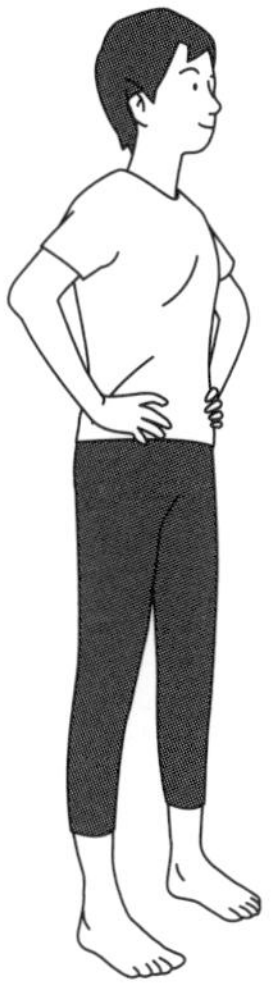

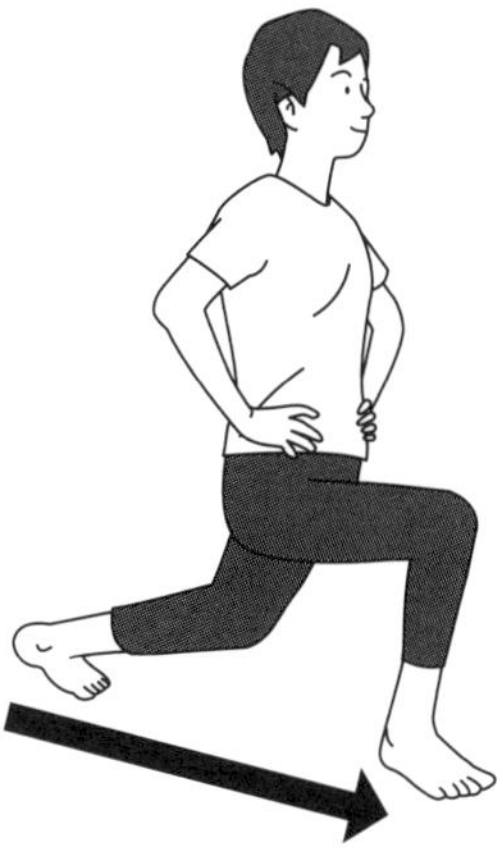

②

大きく踏み込みながら腰を落とす

後ろ足のヒザが地面につくくらいまで腰を落としたら、前足に力を込めて立ち上がる
※ヒザの調子に合わせて行なうこと

10回を1セットとし、体力に合わせて数セット行なう

有酸素運動で尿トラブルを改善する骨盤ウォーキング

ウォーキングやアクアビクス（水泳以外の水中で行なうトレーニング）、太極拳といった有酸素運動は、尿トラブルを患っている方にとって「薬になる運動」といえます。つまり、その運動をすることで、まるで薬を飲んだように症状が改善していくのです。

この「薬になる運動」とは、次のような条件を満たしたものを指します。

①全身を使う運動
②30〜60分程度で行なえるもの
③自分の体力の8割程度でできる無理のないもの

そのなかでも、とくに尿もれや夜間頻尿の改善に効果的なのが、ここで紹介する

「骨盤ウォーキング」です。

一般的なウォーキングは、大きな歩幅でリズミカルに腕を振って歩くことで、脂肪の燃焼を促す効果がありますが、骨盤ウォーキングは、**骨盤の腸骨稜《ちょうこつりょう》を押し出しながら歩くことで骨盤底筋を鍛える**ことができます。

腸骨稜とは、骨盤の一部分であり、左右にあるやや出っ張った部分を示します。弧を描くような形をしており、腰を支える筋肉はこの腸骨稜にくっついています。

骨盤ウォーキングでは、腸骨稜を押し出しながら歩くことで、骨盤底筋を含む腰回り全体に刺激を与えられるのです。

骨盤ウォーキングは、毎日継続できればベストですが、雨が降ったり仕事が忙しかったりするとウォーキングに取り組むのはなかなか難しいので、**週に２～３回程度を目安**にすると良いでしょう。

また、歩くときは**１分間の脈拍が１２０**になるような速さで歩きます。軽く息が上がり汗ばむ程度のペースで歩くことで、30分歩くと約１００kcal（ご飯で茶碗半分程度）を消費することが可能です。

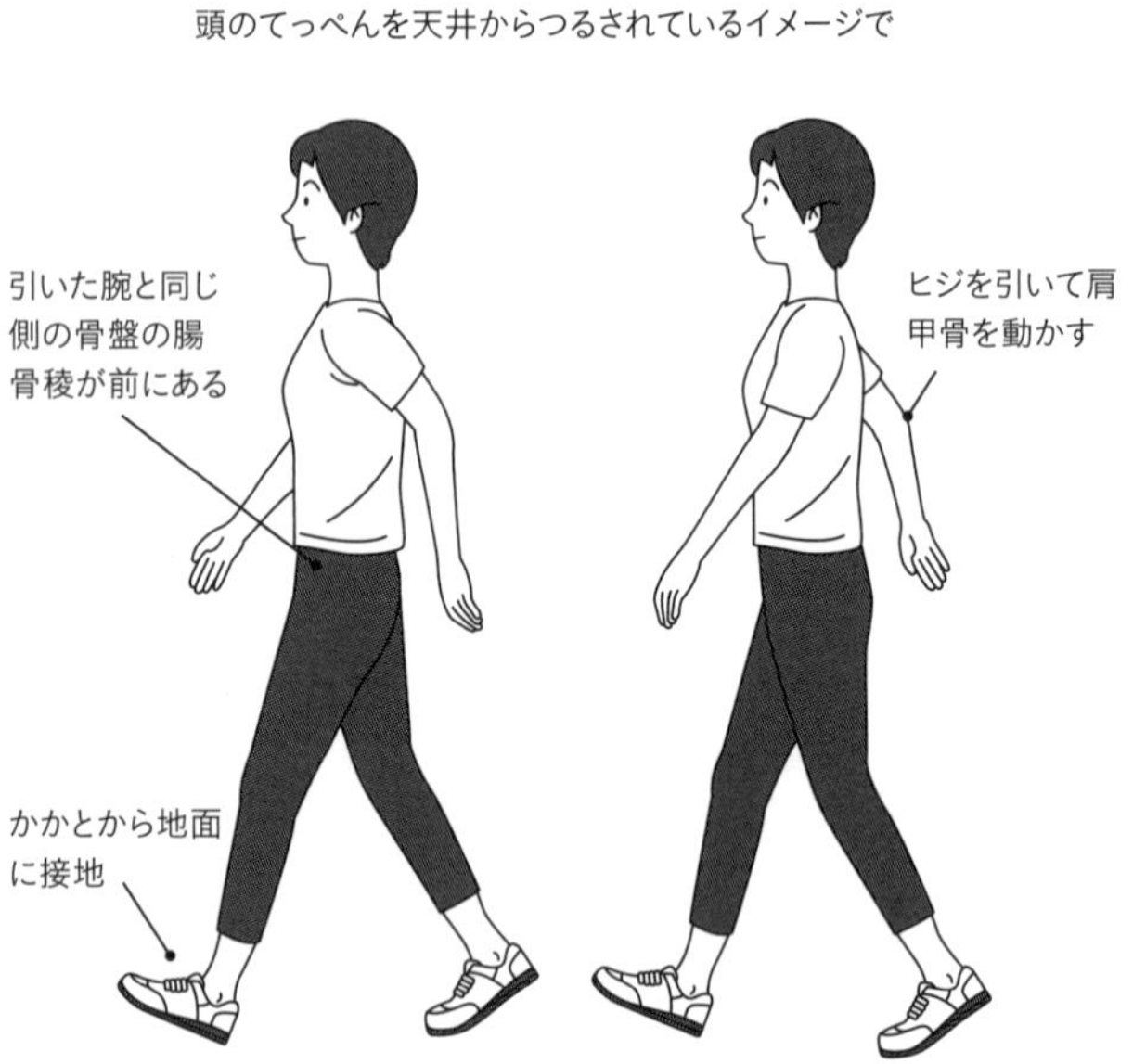
頭のてっぺんを天井からつるされているイメージで
引いた腕と同じ側の骨盤の腸骨稜が前にある
ヒジを引いて肩甲骨を動かす
かかとから地面に接地

■ 骨盤周辺の筋肉

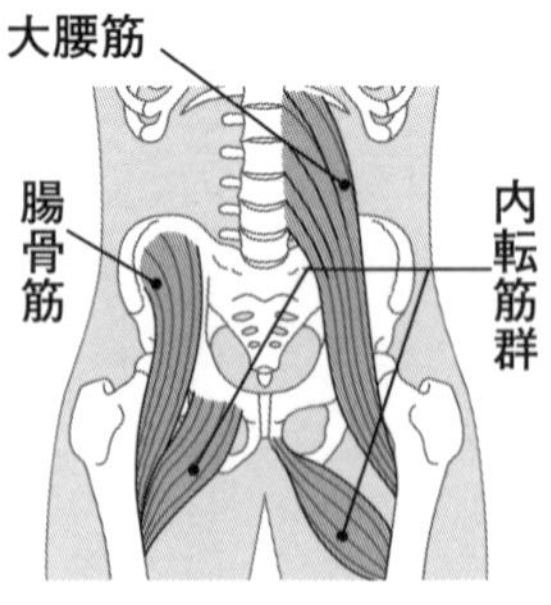
大腰筋
腸骨筋
内転筋群

このほか、お尻の筋肉である中臀筋、大臀筋など腸骨筋を意識して歩くことで使う筋肉は多数ある

■ 腸骨稜のイメージ

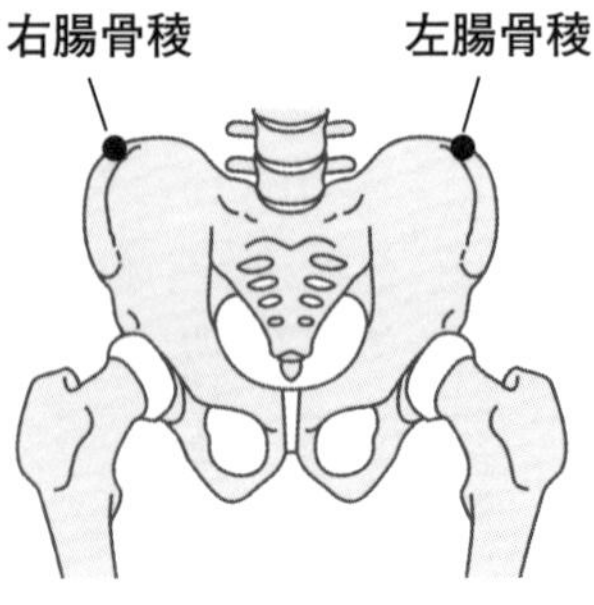
右腸骨稜
左腸骨稜

ウォーキングの注意点①

ヒジを引いて肩甲骨を動かして腕を振る

効率良くウォーキングの効果を実現するための3つのポイントを解説しましょう。まず、歩くときは、肩に力を入れずにリズミカルに腕を後ろに引きます。このときに、**肩甲骨を背中の中心に寄せるイメージ**で。

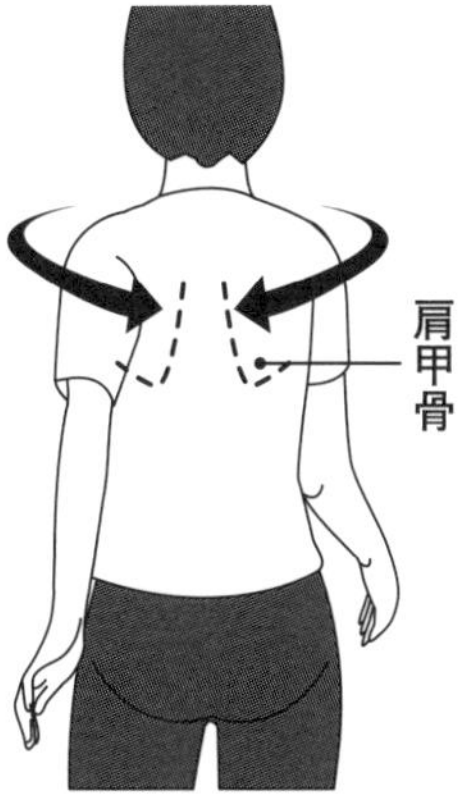

① 肩甲骨を寄せる

姿勢が悪いと肩甲骨を寄せられないので、肩甲骨を意識することで自然と姿勢がよくなる

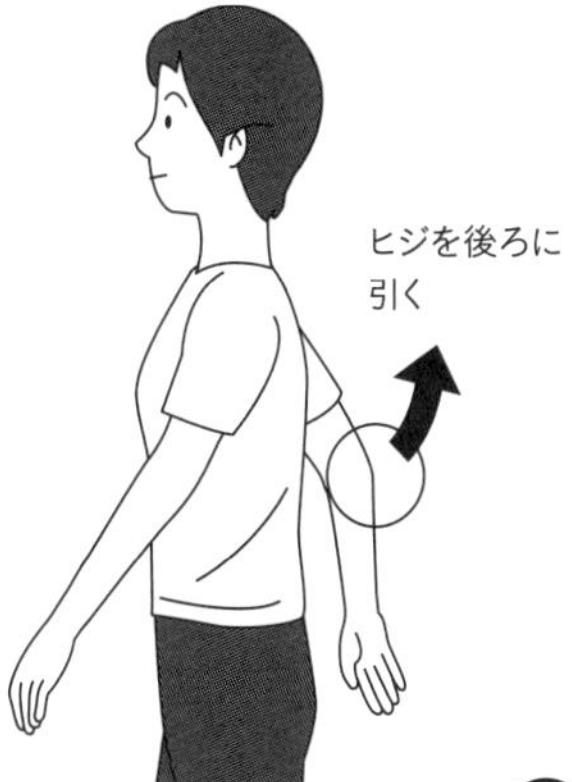

② ヒジを後ろに引く

ヒジを後ろに引いたときに肩甲骨が寄せられるため、腕の振りは前ではなく後ろに引く意識で行なう

頭の頂点と丹田を意識して背筋を伸ばす

頭の頂点が天井に引っぱられているように意識しながら歩いてみましょう。こうすることで、アゴが上がらずに目線をまっすぐ前へと向けることができます。

また、頭の位置と同様に**丹田**を意識することも大切です。丹田とはおへその4～5cm下にあるツボのことです。この部分に意識を向けることで、正しい姿勢を維持しやすくなります。歩いているときに、猫背になったり反り腰になったりしてしまいがちな人は、とくに意識してもらいたいポイントです。

■ 目線は前

アゴが上がると首に負担がかかり肩こりなどにつながるほか、姿勢も崩れるので注意

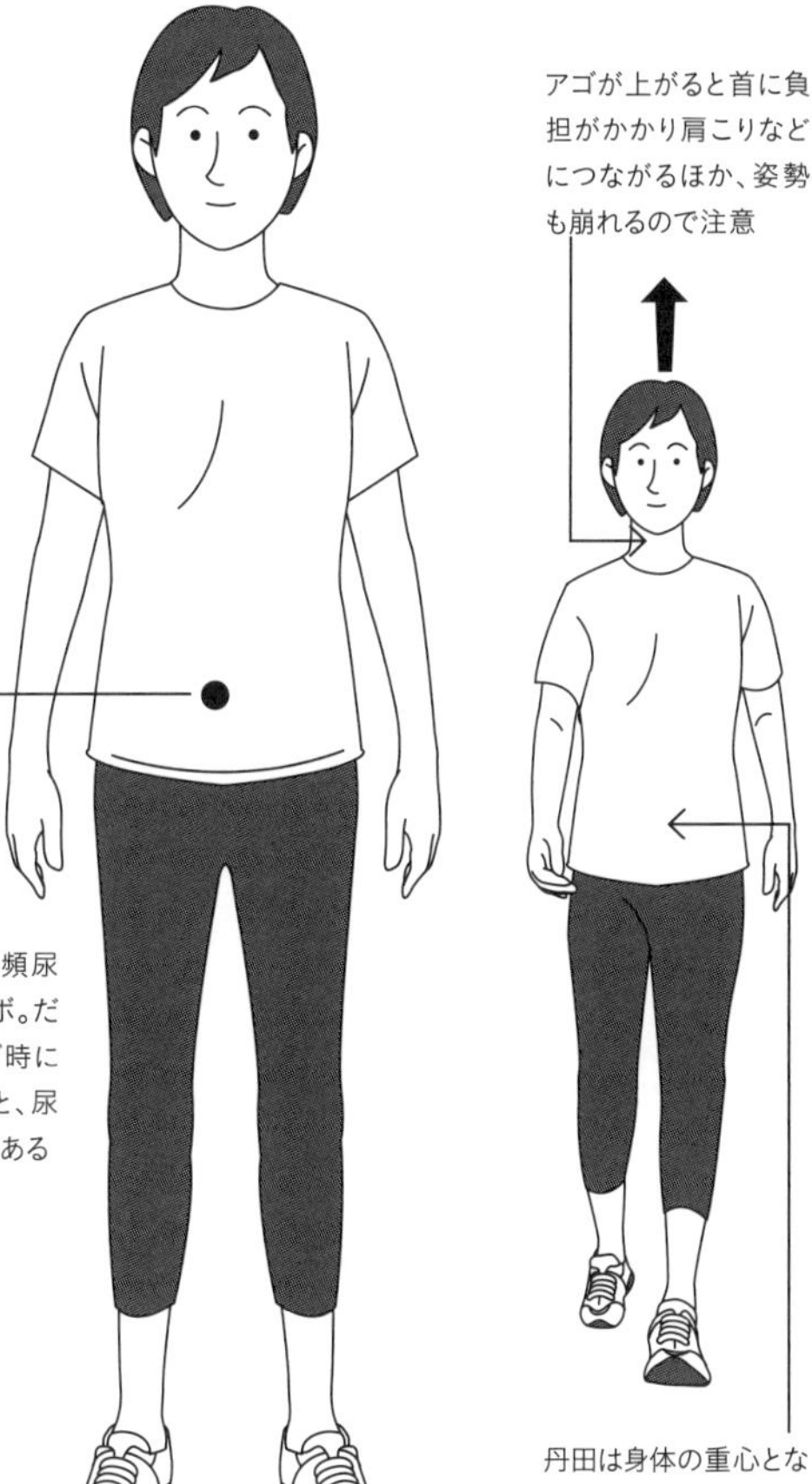

丹田

丹田は、温めると頻尿が治る大切なツボ。だからウォーキング時に丹田を意識すると、尿トラブルに効果がある

丹田は身体の重心となる場所であり、ここを意識することでふらつかずしっかりと歩ける

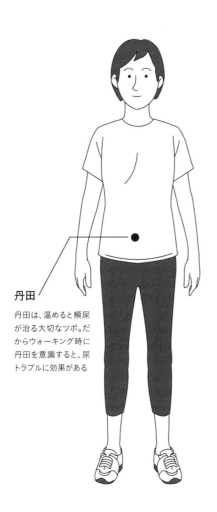

引いた腕と同じ側の「腸骨稜」を前に出す

腕を引く動作に合わせて、腸骨稜を前方へと平行に押し出しながら歩きましょう。

腸骨稜は骨盤の一部で、上縁のあたりにあります。

また、骨盤をやや前傾させ、骨盤底筋に力を入れてお尻をやや引き上げると、正しい姿勢を維持しやすくなります。

前ページ同様、丹田は特に意識してください。骨盤内臓器の血行がよくなり、尿トラブルに効果的です。また、お尻全体を動かしてウォーキングすることになるので、腹筋や腹横筋がしっかりしてきます。

骨盤ウォーキング中だけでなく、普段の歩行でもこのようなポイントを留意することができれば、さらに骨盤底筋のゆるみ改善が期待できるでしょう。

■ 骨盤ウォーキングの基本姿勢

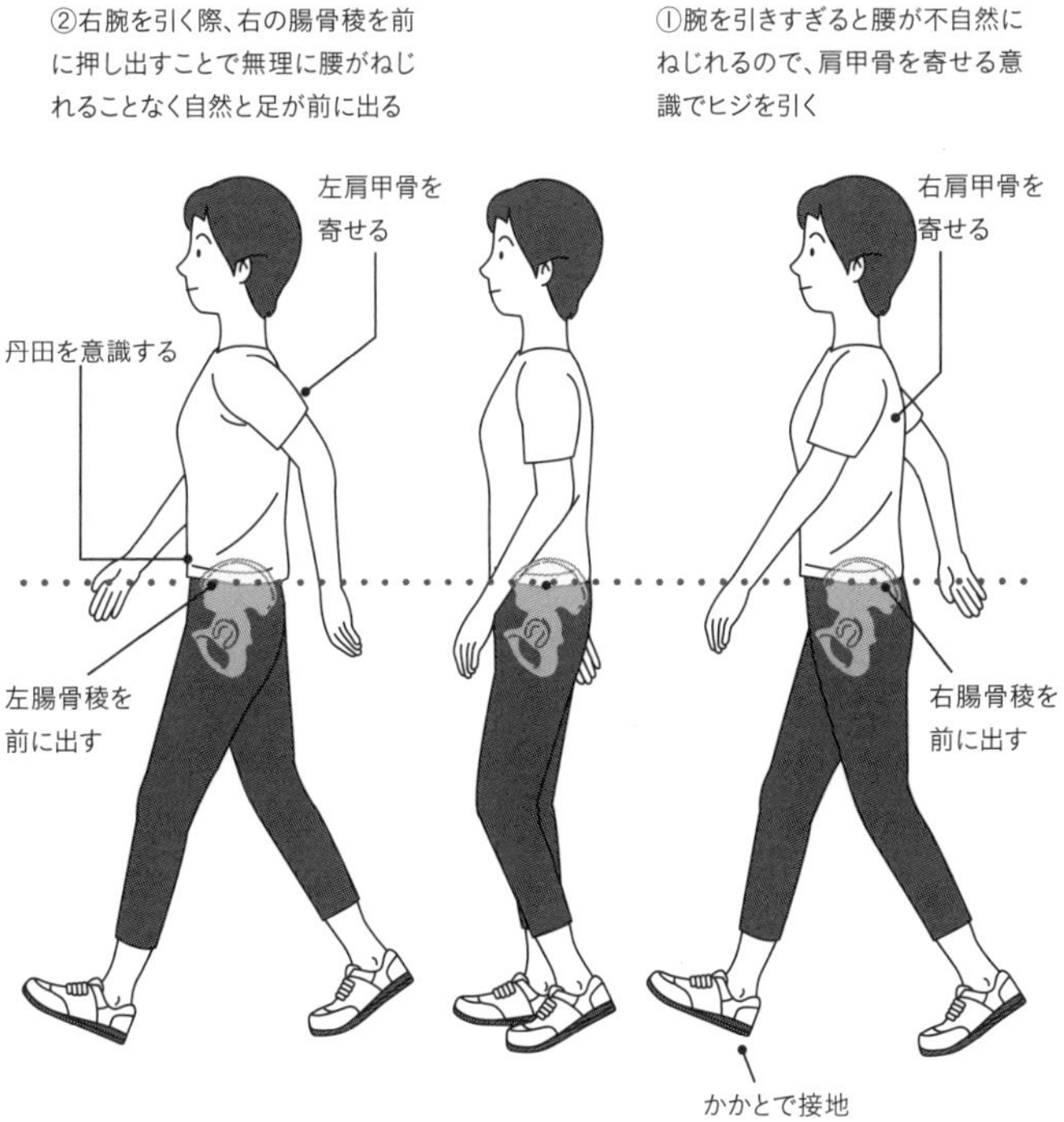
②右腕を引く際、右の腸骨稜を前に押し出すことで無理に腰がねじれることなく自然と足が前に出る
①腕を引きすぎると腰が不自然にねじれるので、肩甲骨を寄せる意識でヒジを引く
左肩甲骨を寄せる
丹田を意識する
左腸骨稜を前に出す
右肩甲骨を寄せる
右腸骨稜を前に出す
かかとで接地

かかとの高い靴や革靴は避けること。靴を履いたときにつま先に1cm程度余裕があり、足の甲を締め付けすぎないものがベスト。

月100㎞のスローランニングで健康体！

ウォーキングに慣れてきたら、スローランニングにも挑戦してみましょう。スローランニングの健康効果はさまざまありますが、当然、尿トラブルにも効果的です。

まずは**血流回復**です。

ランニングによる心肺機能の向上によって、心臓が血液を送り出す力が強くなります。これによって、膀胱周辺の血流が回復します。

次に**ホルモンの分泌**です。

更年期にさしかかると男性も女性もホルモンの分泌が不安定になります。ホルモンの不調は尿トラブルの原因のひとつです。テストステロンやエストロゲンなどの性ホルモンが適切に分泌されることは、尿トラブルを改善させます。**スクワットやランニングで下半身を鍛えられることで、骨盤のなかの血管は太く、強くなります。**これによって性ホルモンをつくる卵巣や精巣に、より活発に血液を送ることができるようになるのです。

さらにそのホルモンですが、**月に約１００㎞程度走るとちょうどよく分泌される**ことが明らかになっています。

１００㎞という距離も、実はそんなに大変ではありません。

１㎞をゆっくり7分かけて走ったとします（これは、おしゃべりをしながらでも走れるくらいのペースです）。これを1回60分、週に3回行なえば、１か月で約１０２㎞になります。

月１００㎞は、スローランニングでも十分に達成可能な距離なのです。

なお、最近の研究では、月に約１００㎞程度の早歩きを習慣にすると、前立腺がんによるがん死がとても少なくなるということがわかっています。

スローランニングの注意点①

お尻の穴を締め、お腹に力を入れる

立った状態で、お尻に挟んだ紙を落とさないようなイメージで、お尻のほっぺたをキュッとよせます。そして恥骨をおへそに近づける感覚で腹筋に軽く力を込めてみましょう。これがスローランニングを行なう上での、正しい姿勢です。**背筋がまっすぐと伸び、重心のある股関節の真上に、首のつけ根（第一頸椎《だいいちけいつい》）があります。**この直線ラインをキープすることが大切です。

この姿勢から、ゆっくりと走り出します。頻尿の方は、頸椎や腰椎に狭い部分ができている人が多いので、スローランニングで背筋を伸ばすのは、尿トラブルを予防する大切なポイントです。

■ 第一頸椎は股関節の真上

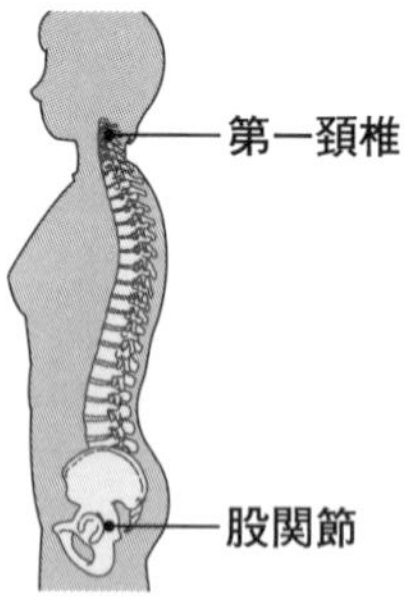

股関節（重心）から第一頸椎までがまっすぐになることで、身体のバランスが崩れることなく走れる

スローランニングの注意点②

首のつけ根から重心を前に出す

走り出す際は、**背筋を曲げずに首のつけ根から身体全体を前に出して**みましょう。重心が前に動き、身体が前に傾きます。そして同時に、自然と足も前に出るでしょう。

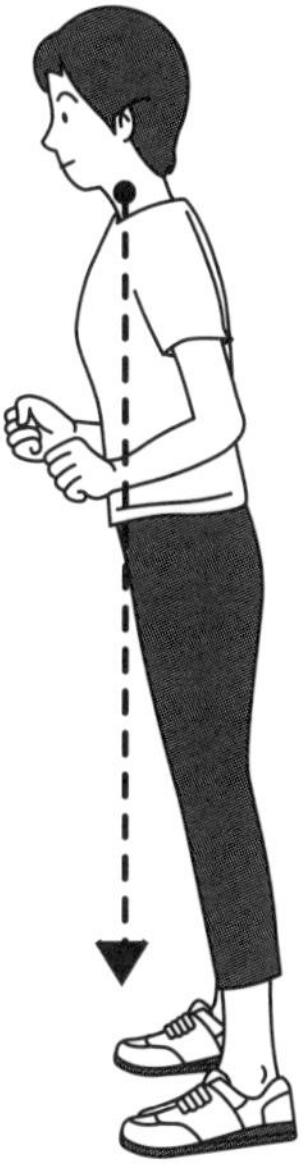

首のつけ根から前に出る

背筋を曲げずに行なうと、首のつけ根に合わせて重心が前に移ることがわかる

!

スローランニングの注意点③

前かがみでゆっくり行なう

海外の研究では、**前かがみでスローランニングをすると、膝の痛みが少なくなる**と発表されています。このように走ると、骨盤底筋をはじめとした多くのインナーマッスルに適切な刺激を与えることができます。

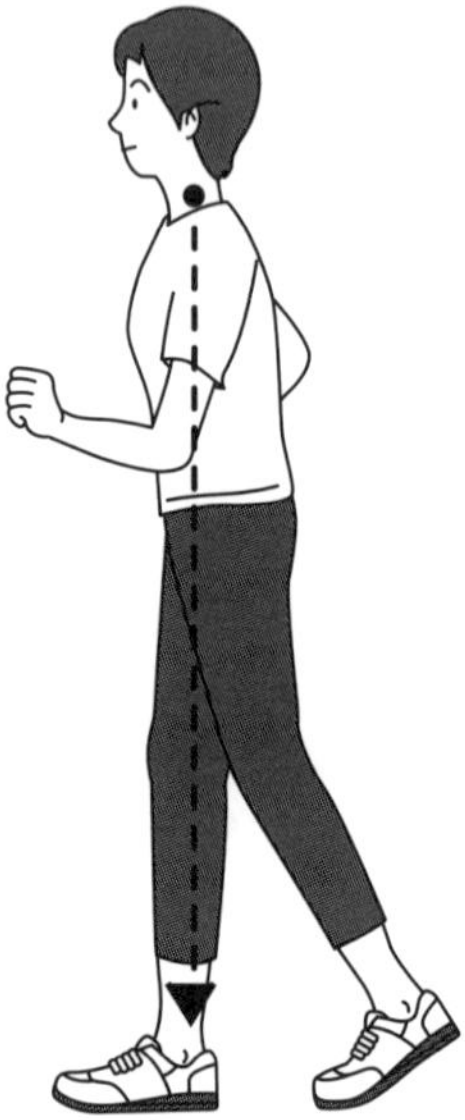

前かがみで足を踏み出す

重心の移動に沿うように自然と足が前に出るので、これをくり返しながら走る

第4章

「尿」の問題 お悩み解決Q&A

Q

そもそも、なんで冷えると尿意をもよおすのですか？

A

寒い日の朝、外に出ると思わず身体がブルっと震えることがありますよね。この震えは寒さから身を守るために、筋肉を震わせて体温を上げようと脳が指令を出したことで起こる現象です。冷えは人体にとって危険ですから、意識せずとも神経は過敏に反応し、筋肉を収縮させて身体を温めようとするのです。

これが膀胱周りの筋肉にも起こってしまうから、冷えると尿意をもよおしやすいのです。**無意識に膀胱周辺の筋肉を収縮させてしまうことで、尿が溜まっていなくても、身体が尿意と勘違いしてしまいます。**

また、筋肉が収縮することで、膀胱も縮こまってしまい、尿がたまってきても広がりません。だから冷えた状態では、普段より尿を溜められる量も少なくなっているのです。

ちなみによく野球選手が、試合の前にゆっくりとキャッチボールをしながら、肩を温めていますが、これも同じ理屈です。身体が温まっていない状態で無理に運動すると、筋肉を伸ばすべき動きに対しても収縮させてしまい、パフォーマンスの低下やケガにつながります。だから運動選手は本番前にしっかりとウォーミングアップで身体を温めているのです。

また、汗をかく量が減っていることも、地味ですが尿意に影響しています。冬など汗をかかない環境では、人は普段汗によって代謝していた水分を、尿にして体外に排出します。そのため、普段と同じ量の水分摂取でも、寒いと尿になる量は増えるのです。

これらが、冷えると尿意をもよおしやすくなる原因です。

Q
A

尿意を遠ざける簡単な方法はありませんか？

おすすめの方法があります。**身体を温めること**です。

先ほど冷えると尿意をもよおしやすくなることを話しました。つまり、逆のことをすれば、神経は過敏でなくなり、膀胱も広がります。また温めることで血流がよくなることも尿トラブルには有効です。

では、どこを温めると効果的なのでしょうか。

それは**仙骨孔**《せんこつこう》と**丹田**です。

仙骨は尾てい骨のすぐ上にある骨で、ここに開いた穴が仙骨孔です。この穴の奥に神経がありますので、**温めることで過敏になった神経をほぐす**ことができます。丹田はへその4～5㎝下にあります。ちょうどこの奥が膀胱になりますので、ここを温めると縮こまった膀胱が広がります。

■ 仙骨孔の場所

（背側から見たところ）

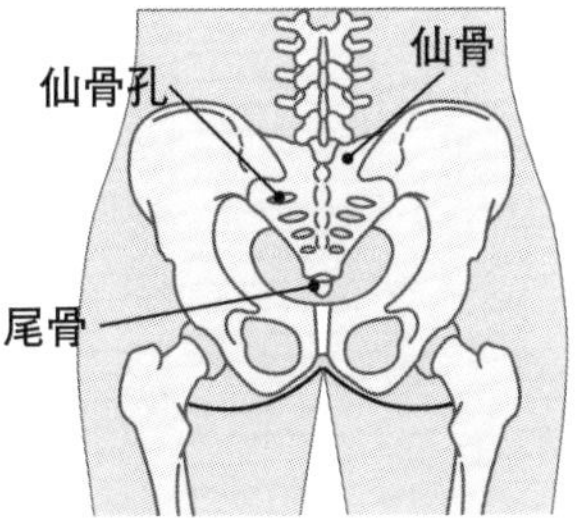

仙骨に左右4つずつ合計8つの仙骨孔がある

■ 丹田の場所

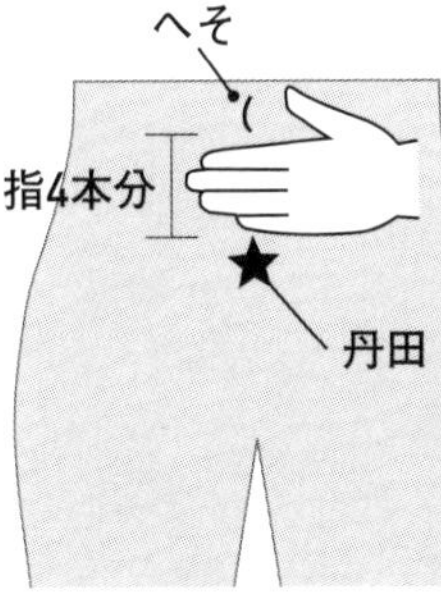

へそから指3〜4本分下にある

温め方ですが、カイロや携帯できる湯たんぽなどを使用します。

実際に私もやってみたことがあるのですが、仙骨孔を温めるときはベルトの下あたりに湯たんぽを入れました。じんわりと骨盤全体に熱が広がっていき、温かいパンツを履いたような感覚になります。

一方の丹田では、座ったときにへその下に湯たんぽをのせます。ピンポイントに膀胱が温まっていくのを感じられるはずです。

映画や舞台などを観たいけれどトイレが心配という方は、ぜひ一度仙骨孔と丹田を温めてみてください。ただし、温めすぎは低温やけどの危険があるので、注意しましょう。

Q

夜間多尿はなぜ起こるのですか？

A

本来、人は夜寝ているあいだには尿をあまり作らないようになっています。

「**夜間多尿**」は、それにもかかわらず尿が作られてしまう症状です。

代表的な原因は、加齢によって心臓が弱くなってしまったことです。

歳をとって心臓の力が弱まると、足に溜まった水分を上に戻すことが難しくなります。そうすると昼間の水分が足に残ったまま夜になり、そのまま寝てしまいます。横になったことで足に溜まっていた水分は心臓に戻り、腎臓に行き渡って尿に変わります。これが夜間多尿の原因です。

簡単な対策は**足のマッサージと昼寝**です。

ふくらはぎは「第二の心臓」ともいわれ、下半身から心臓へと血液を送るポンプの役割を果たしているので、軽くマッサージをして溜まった水分を動かしてあげましょう。3章で紹介したスクワットをすることでふくらはぎが鍛えられます。心臓に血液を送り返すポンプの力が増すので、ぜひ試してみてください。

昼寝は30分〜1時間程度、足に枕をしいて寝ます。**足が心臓よりも高い位置に来るので、寝ているあいだに水分が移動します。**

また、もうひとつの対策として、**薬を飲む時間を変えること**があげられます。

夜間多尿になっている方のなかには、血圧が低く、同時に心臓の病気を抱えている方が多いのですが、そのような方の多くが夕食後や就寝前に薬を飲んでいます。寝る前の水分補給は、夜間多尿にとって大敵です。医師と相談すれば、水なしで飲めるタイプの薬や、昼間に飲むだけで十分なタイプの薬に替えてもらえる場合があります。

もしくは**単純に1日あたりの水分摂取量（とくに夜間）が多いことが原因になっているケースもあります。**1日の水分摂取量の目安は約2500㎖、そのうち飲み物から摂取するのは約1300㎖です。夜間多尿、夜間頻尿に悩む方は、自分が1日あたりどれくらいの水分を摂取しているのか確認してみましょう。

Q

夜間頻尿を減らす方法とは？

A

176ページで紹介した、「丹田を温めることで尿意を遠ざける方法」ですが、これは夜間頻尿にも効果的です。

丹田は人間がお母さんのお腹の中にいたときに、胎盤と赤ちゃんをつなぐ血管が入っていたところ。そのため、丹田を温めることで、膀胱を直接温めることができるのです。これにより、**縮こまった膀胱の拡張性がよくなれば、より大量の尿を溜めることができるようになります**。

方法は簡単。寝る前に小型の湯たんぽを用意しておき、それを丹田に乗せて就寝するだけです。湯たんぽも、最近ではレンジでチンするだけで温かくなる簡単なタイプのものが増えてきました。貼るタイプのカイロでもかまいませんが、その場合は低温火傷に注意してください。

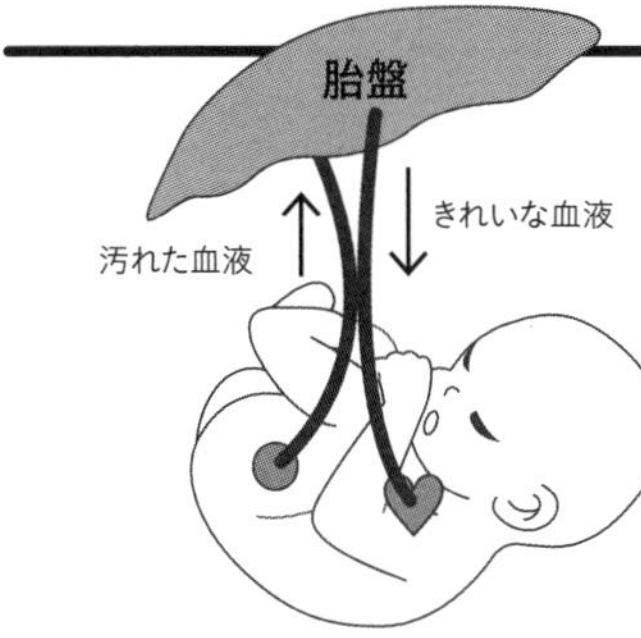

母親より送り込まれたきれいな血液は、心臓から胎児の身体をめぐり膀胱から排出され、母体に戻される。丹田はその通過点にある

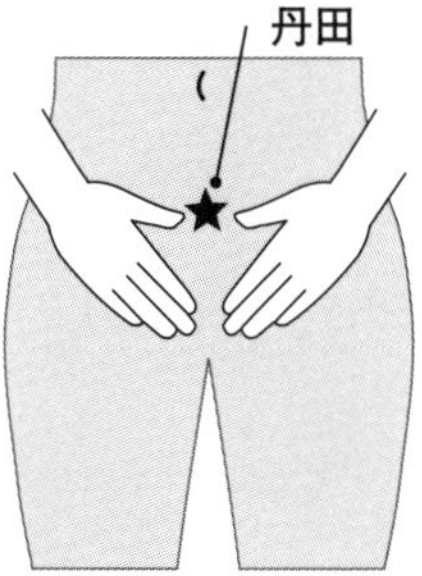

両手を丹田の上に重ねて50回程度さする

湯たんぽやカイロを用意するのが面倒だという方は、両手を丹田の上に重ね50回程度さすることでも効果があります。ただし、この方法では途中で寝てしまうと丹田を温めることができなくなってしまうので、より効果を感じたい方は、やはり湯たんぽなどを使用することをおすすめします。

夜間頻尿は、多くの方が悩まされる尿トラブルです。尿意で夜中に起こされ、眠りが浅くなってしまうことは、露骨に日常生活に影響します。夜ふとんに入ったあとすぐにトイレに行きたくなってしまうようでしたら、ぜひ丹田を温めてみてください。

Q

用を足したあと、ズボンに尿がにじむのを防ぐ方法はある？

A

男性の尿トラブルで、トイレに行った後に尿がもれる「**排尿後滴下**」に悩まされる方が大勢いらっしゃいます。トイレに行っても残尿感があり、ズボンを履いたタイミングで先端から尿がもれてしまう。不快感を抱えたまま耐えなければいけませんし、周囲の目も気になってしまいますよね。

男性の尿トラブルの多くは前立腺肥大が原因です。排尿後滴下も、肥大した前立腺によって尿道が圧迫され、完全に尿を出しきれないまま残ってしまうことが原因のひとつです。また加齢などで排尿に関わる筋肉が衰え、尿を出しきれなくなっている可能性もあります。ただし、簡単な対策ならあります。

まず、**排尿後に肛門と陰嚢の間あたりを人差し指と中指の先で2～3回押し上げます**。そうすることで尿道の奥に残った尿を先端方向に押し出すのです。その

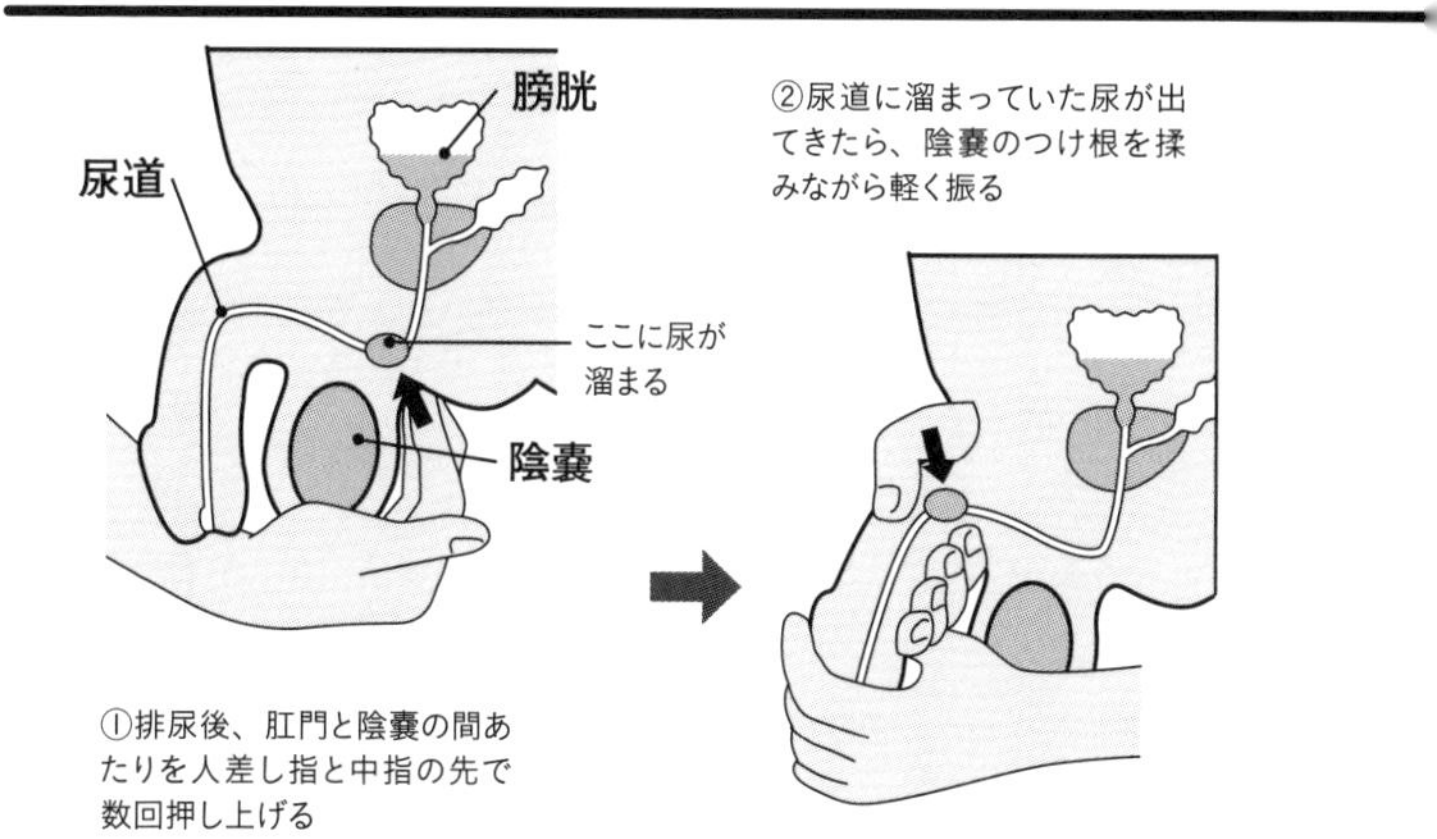

①排尿後、肛門と陰嚢の間あたりを人差し指と中指の先で数回押し上げる
②尿道に溜まっていた尿が出てきたら、陰嚢のつけ根を揉みながら軽く振る

際、ペニスにティッシュ等をあてながら行なうと、手が汚れません。次にペニスのつけ根を揉みながら軽く振ることで押し出された尿をしっかりと排出することができます。

男性の尿道は女性と比べて長く、ペニスを振るだけでは尿道の奥にある尿を出し切ることができず、もれてしまうのです。

もちろん、前立腺肥大症が進行してきた場合はしっかりとした治療が必要ですが、何もしなくとも加齢とともに排尿する力は弱まるもの。今は大丈夫な男性の方も、知っておいて損はないテクニックでしょう。

排尿後は「振る」のではなく「揉んで振る」が正しい作法なのです。

Q 尿もれ対策商品について教えてください

A

高齢化に伴う尿もれ患者の増加によって、対策商品の市場もにぎわってきました。基本的にはおむつもパッドも紙製のものと布製のものの2種類があって、生理用品に似た使用感ですが、尿の吸収率は段違いです。また血液ではなく尿を吸収する目的のため、においに対するケアもほどこされています。

女性の方のなかには尿もれ対策商品を使わず、生理用品で代用する方がいらっしゃいますが、しっかりと尿もれ対策を目的とした商品を使うべきです。

男性についても同様です。50代の時点で約2割の男性が尿もれを経験しているといわれていますが、なかなか男性向け商品は注目されてきていませんでした。男性の場合、トイレにパッドを捨てるゴミ箱が設置されていないことが多く、尿もれ対策パッドは使いにくいかもしれません。そのようなニーズに応じて、一見パンツと見分けがつかないような商品もあります。仕事先や旅行などでも、このようなタイプなら使いやすいでしょう。

また最近では、身体に装着して尿もれを事前に察知する電子機器も開発されました。「DFree《ディーフリー》」という排泄予知機器は、**超音波を使って膀胱にどれくらい尿が溜まっているのかを測ります。**

お腹に貼り付けることで、尿意を感じる前にスマートフォンに通知することが可能です。これによって「そろそろトイレに行きたくなるぞ」というように、自分がトイレに行きたくなるタイミングを可視化することができます。本人だけでなくヘルパーの方などに通知がいくようにすれば、介護の現場でも活躍します。寝たきりの方がおむつに排尿すると、介助者が来るまで不快感を我慢しなければなりませんでしたが、この商品によって、このような悩みも解消されることでしょう。

尿もれ対策商品は今後もどんどん新しいものが開発されていきます。お悩みの方は、ぜひ一度調べてみてください。

Q

ホルモンと尿にはどんな関係があるのですか？

A

ホルモンは身体のさまざまな調整を行なわせる化学物質です。人間は約100種類のホルモンを分泌しながら、身体の調子を健康に保とうとしています。泌尿器にかかわるものとしては、卵巣や精巣、副腎皮質から分泌される**性ホルモン**があります。

性ホルモンは生殖機能には欠かせないホルモンで、男性ホルモンと女性ホルモンに分けることができますが、どちらの種類のホルモンも男女ともに分泌されています。

人体の構造上、泌尿器と生殖器はほぼ同じ場所にあるため、泌尿器は性ホルモンの影響をとても受けやすく、また筋肉を増大させる**テストステロン**など、性ホルモンは筋力とも密接に関わっています。そのため、ホルモンの乱れが尿トラブルにつながりやすいのです。

例えば更年期になり、女性ホルモンが減少したことで膣が衰えて免疫力が低下し、感染症になったとします。それが膀胱炎につながれば尿トラブルです。筋力低下による骨盤底筋のゆるみは腹圧性尿失禁の大きな要因ですし、そもそも、男性の前立腺は生殖器です。実際に、**女性ホルモンのエストロゲンを投与することで尿トラブルが改善**したというケースもありますし、前立腺肥大症にテストステロンを投与することで効果があったという実験結果もあります。

性ホルモンは泌尿器や生殖器の影響だけでなく、不足することで不安感や抑うつ感、肥満にもつながります。性ホルモンの不足は、尿トラブルだけでなく健康に悪いのです。

ハーバード大学の研究報告に「**ビタミンDにテストステロンを増加させる働きがある**」というものがありました。ビタミンDは魚介類に豊富ですし、日光浴によっても生成されます。つまり、ちゃんと外に出て運動し、バランスよく食事することが大切なのですね。

A Q

排尿日誌について教えてください

排尿日誌は、1日の排尿を記録するものです。いつ、どのくらい出たのか。どのくらいの水分を摂取したのかを知ることで、尿トラブルの診断にも活用されます。もし準備できるなら、受診の前に用意していただけると、医師にとっても有益です。

実際に何例か見てみましょう。

■ 排尿日誌の例1

Aさん

排尿した時刻	尿量(mℓ)	
6時	300	
8時		
10時	200	
12時	50 / 150	頻尿になっている時間帯
14時	80	頻尿になっている時間帯
16時	90	頻尿になっている時間帯
18時	120 / 70	頻尿になっている時間帯
20時		
22時	200	
24時		
2時	120	
4時		
合計	1380	

頻尿になっている時間帯、Aさんはウォーキングをしていたとのこと

例えばAさんは、朝の尿がしっかりと出ているので、膀胱の大きさは正常だと判断できます（200〜250㎖程度出れば十分です）。1日のトータルも1380㎖程度と問題ありません。昼と夜の排尿のメリハリも大丈夫です。気になるのはお昼の頻尿です。この時間帯は何をしているのか聞いてみると、ウォーキングでした。そして問診で腰痛だと教えてくれました。腰痛のときだけ頻尿でそのほかは正常。となると疑わしいのは神経トラブルからくる切迫性尿失禁（↓P84）です。

では、次はどうでしょう。みなさんも考えてみてください。

■ 排尿日誌の例2

Bさん

排尿した時刻	尿量（㎖）	飲み物の量（㎖）
6時	120	
8時		200
10時	200	
12時	120	150
14時		
16時	200	
18時		
20時	100	
22時		400
24時	100	200
2時	150	
4時	120	
合計	1100	950

排尿日誌には、飲み物を飲んだタイミングも記入する

まず夜間の部分に注目します。排尿の比率が高すぎますね。夜間頻尿に苦しんでいるようです。朝の排尿量が少ないようですが、夜の排尿も足すと240㎖くらいは溜められる膀胱だと推察できます。途中でも200㎖程度の排尿がありますし妥当でしょう。トータルの排尿量も1100㎖程度と正常の範囲内です。原因はなんでしょうか。

答えは単純、**夜間の水分のとりすぎ**です。1章でも話した通り、頻尿だと思って病院に行ったら水分のとりすぎだったということはよくあります。

膀胱に150㎖程度の尿が溜まると、軽い尿意をもよおします。この方は夜間の水分摂取が400㎖と200㎖と記録されています。ほかの可能性としては夜間多尿でお話ししたように、足に水分がたまっている可能性もありますが、おそらく水分のとりすぎでしょう。診断としては、まずは夜の水分摂取を控えるところからはじめます。

このように、排尿日誌と問診から、ある程度尿もれのタイプを推し量ることができるのです。

第5章

尿もれは99%治る!
尿もれ治療の最前線

運動＋治療で、尿もれは必ず治せる

本書の依頼を受け、編集者と話したとき、私は「**尿もれは10割治せます**」と話しました。

「ほんとに10割なんですか？」

編集者は驚きます。昨今の本といえば、とかく強烈なキャッチコピーで表紙を飾りがちです。10割と書ければよいインパクトになるのでしょう。しかしウソを書いてはいけない。そのあたりの不安感が、声から伝わってきました。

しかし、自信をもって言います。尿もれは治せる病気なのです。

私は年間800件の尿もれ手術を行なっています。日本全国はもちろん、在米、在豪、在台湾の日本人の方が来院されます。また、ほかの病院では治療がうまくいかなかった患者さんも多数です。

そのすべての患者さんが、治療によって尿もれを治しました。

というのも、日本人には日本人に合った治療法を行なうことが大切だからです。

ただし、先ほどまでの骨盤底筋体操やスクワットだけで、すべての尿もれが治るというわけではありません。症状によっては手術が必要なものや、薬での治療が必要なものもあります。尿もれは10割治せますが、自力で10割ではありません（なので本書では10割という言葉は使っていません）。

読者のなかには、今現在尿トラブルで悩まれていらっしゃる方も多いでしょう。ここまで本書を読まれて「よし、病院に行こう」と決断された方もいらっしゃるかもしれません。

ですがその前に、尿もれ治療について知っておいていただきたいことがあります。この分野はまだまだわからないことが多く（過活動膀胱の原因とかですね）、治療方法も日進月歩です。

そこで、5章では手術など、現在の尿もれ治療について簡単に紹介するので、セカンドオピニオンとでも思って読んでいただければと思います。

腹圧性尿失禁の手術は、メッシュに注意！

腹圧性尿失禁は、尿道を締める筋肉のひとつである骨盤底筋のゆるみによって引き起こされます。そして膀胱や子宮など、骨盤底筋に支えられていた臓器が落ちてきてしまうことを骨盤臓器脱といいます。

ここまでは2章でお話ししましたが、薬物療法や運動で骨盤底筋を鍛えても尿もれが治らない場合、腹圧性尿失禁は手術が必要になります。落ちてきた臓器を元の位置に戻す手術です。

このような場合、日本では**テープ状のメッシュを用いた手術**が多く行なわれます。メッシュの入れ方や位置によって**TOT手術**や**TVT手術**と呼ばれます。

ですが、これはノーリスクというわけではありません。

もちろんメッシュの素材は人体に無害なものですが、あくまでも人工物です。なか

■ メッシュを用いた主な手術

TVT手術

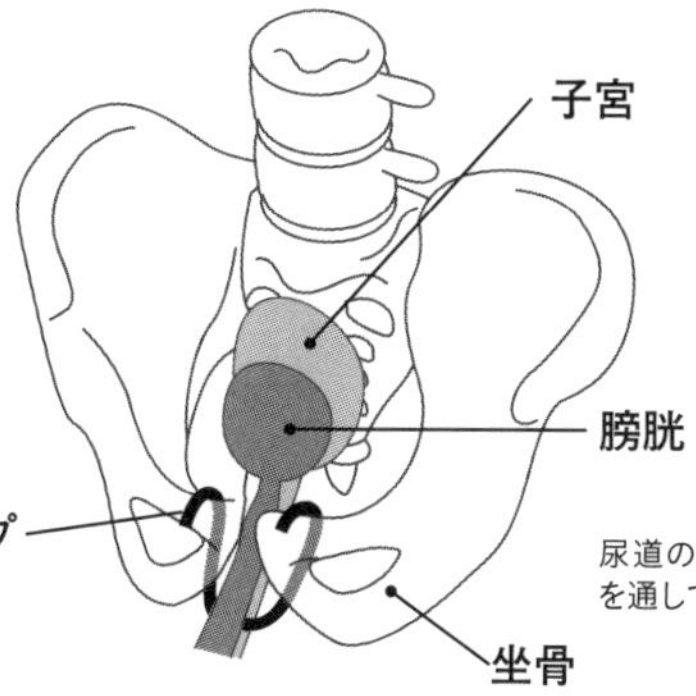
子宮
膀胱
TVTテープ
尿道の裏にU字にテープを通して尿道を支える
坐骨

TOT手術

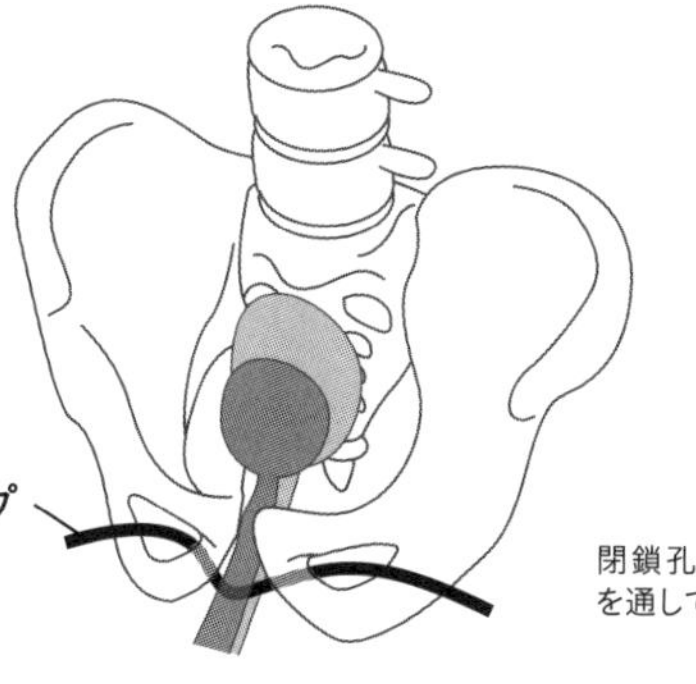
TOTテープ
閉鎖孔からV字にテープを通して尿道を支える

どちらの手術もメッシュによる人工テープで尿道を支え、腹圧による尿もれを防ぐ

には身体に合わないため、術後に痛みなどの不調を訴える患者さんが出てきます。

　これは世界的に見ても同様なようで、現在、スコットランドでは問題になり、イギリスではＢＢＣが苦しむ女性たちを大きく取り上げ、政府が不調を訴えた患者を補償することになりました。また、オックスフォード大（英）やコロンビア大（米）からも、副作用についての科学論文が出されています。

　すべての患者さんにこのようなトラブルが起こるわけではありません。私の調査では**体内に入ったメッシュの大きさが、その後のトラブルに影響しているように思われます**。ですので私が手術をする場合、メッシュの使用は必要最低限にしています。私が学んだハーバード大学でも、メッシュを使用する手術は全体の1割程度で、手で縫う手術がほとんどでした。

　尿もれがひどい場合など、手で縫うだけでは足りず、メッシュを用いたほうが効果的な場面も確かにあります。ですがメッシュを用いた手術には危険性があることも理解しておいてください。もし手術が必要になった場合は、医師とよく相談してから手術を受けるようにしましょう。

心臓手術を、過活動膀胱の治療に応用!?

　過活動膀胱では、急な尿意に襲われてしまいます。原因がわからないものが多く、薬を使用した治療が主流です。膀胱の蓄尿量を増やす**「β《ベータ》３受容体刺激薬」**や、膀胱を収縮させる神経物質を抑え、膀胱の緊張を抑える**「抗コリン薬」**といった薬があります。ただし、どちらにも副作用があるので気をつけてください。

　β３受容体刺激薬は心拍数を上昇させる効果もありますので、不整脈など心臓疾患がある場合は注意しなければいけません。妊娠希望者にも禁じています。

　抗コリン薬は、以前から長期服用におけるアルツハイマーの症状誘発の可能性を否定しきれていませんでした。そしてとうとう、２０１５年に『ＪＡＭＡ』という医学誌で、**体内に累積された抗コリン薬使用量が、認知症・アルツハイマー発症と関連する証拠が発表されました。**もともとはカゼ薬などにも使われていた成分ですが、過剰な摂取は人体に有害だったのです。

現在、どちらのタイプの薬もより安全に服用できるよう、研究が盛んに行なわれています。もちろん現状の薬も厳しい法の基準をクリアしたものですが、使用の際は慎重にならなければいけません。


そこで考案された治療法が、不整脈治療を応用したものでした。

医学において、他の分野の治療法を応用することはよくあることです。不整脈に対してペースメーカーを用いるように、尿失禁や便失禁にもペースメーカーを用いる方法が編み出されました。**お尻にペースメーカーのような器具を埋め、膀胱での異常な電気の流れを治すことで、過活動膀胱を抑えようとする**のです。この治療法は2017年に保険が適用されるようになりましたが、機械を体内に挿入することから、感染、術後の痛み、作動不能などのリスクは避けることができません。3~10%はこのようなリスクが発生するという調査報告もあります。

不整脈の治療はもうひとつあります。カテーテルを挿入し、心臓内部の不整脈の原因となっている部分にレーザーを照射する方法で、2018年2月、ハーバード大学の研究発表により、注目されました。これによって新たな血管が生まれ、不整脈を治療するという治療法で、尿もれに応用されるようになりました。**膀胱周辺に新たに健康な血管を生やすことで、血流改善させ尿もれを治します。**副作用のない治療として普及しそうですが、本当にはじまったばかりの治療法なので、今後より多くの臨床試験で検証されることでしょう。

骨盤臓器脱によって臓器が落ち、おしっこのセンサーが刺激されるタイプの切迫性尿失禁では、先ほど紹介したように臓器の位置を戻す手術が有効です。もちろん、安易なメッシュの使用には慎重にならなければいけません。英国や米国では、注意喚起がされています。

いずれにせよ切迫性尿失禁、過活動膀胱の治療方法は一長一短です。例えば抗コリン薬も、高齢者の患者さんなら使用しても問題ないでしょう。累積しアルツハイマーを発症する前に寿命が来るからです。

治療の際には医師とよく相談し、ご自身に最も合ったものを選択しましょう。

勃起薬と毛生え薬が、前立腺肥大症を治療する!?

男性の尿もれの原因である前立腺肥大症の治療は、段階によって変わります。3段階あることは2章でお話ししましたが、だいたい加齢とともに症状も進行していくので、治療も年齢によって変わってくることがほとんどです。

50代までの男性は「**タダラフィル**（**ザルティア錠®**）」という薬を用います。これ、実は勃起薬と同じ成分が含まれています。この段階ではまだそこまで前立腺も大きくなっておらず、むくみや炎症がある状態です。**むくみをとるためには血流アップが必要、股間に血流を行き渡らせるのは勃起薬、というわけです**。ただし、血流が股間に集中するので、高血圧の方や心臓が弱い人は注意が必要です。

60～70代になってくると前立腺肥大症も進行し、形がいびつになってきてしまいます。もうむくみは通り越してしまったので、前立腺を小さくしなければいけません。そこで**「デュタステリド（アボルブカプセル®）」**という薬を使用します。デュタステリドは前立腺を小さくする効果があるのですが、もともとは前立腺がんのために開発された薬でした。ただその薬を飲んでいると、奇妙な副作用があらわれました。髪の毛が生えてきたのです。「これは別の薬になるぞ！」と生まれたのが、ザガーロ®などの男性脱毛症治療薬です。なぜか**男性の頭部（頭頂部や生え際）と前立腺は細胞の性質が似ている**のです。

80代以降は、前立腺がこぶし大のサイズにまで肥大してしまうケースが多くなります。元がくるみくらいの大きさですので、かなり肥大してしまっています。ここまでくるとレーザーによる手術が必要になります。電気メスを前立腺の周りに当て、肥大した前立腺を外します。無出血、日帰りも可能な手術なので安心してください。ほかにも漢方での治療や、どの段階でも有効な尿道を広げる「**α**《アルファ》**・ブロッカー**」という薬もあります。各段階に合わせてより適切な治療を選択しましょう。

出産の高齢化によって尿トラブルはより無視できないものに

近年、高齢出産が増えてきています。女性の選択肢が増えるのは大変に良いことですが、尿もれ治療においては無視できない問題です。

実は、前述のメッシュを用いた手術には、もうひとつ大きなリスクがあります。**この手術を選択すると、出産に問題が出ます。**妊娠し子宮が大きくなっていくことに体内のメッシュは耐えられません。耐えられたとしても、今度は赤ちゃんの通り道をふさいでしまいます。さらに、感染もリスクです。

以前はこのような手術が必要になる患者さんの多くが、すでにお子さんをお持ちの女性ばかりでした。しかし出産の高齢化や尿トラブルの低年齢化によって、治療はしたいが子どもも産みたいという女性が増えています（身体を動かす機会が減り、下半身の筋力が衰えた若い患者さんが増えているのも現状です）。

もちろん、子どもがほしければ尿もれ治療はあきらめるしかない、ということではありません。

この改善策こそ、先ほどお話ししたレーザーを用いた治療です。はじまったばかりですが、期待されています。尿道にレーザーを当て血管を生えさせることで尿もれを治療します。とはいえ、何のデメリットもないわけではありません。レーザーによって生やした血管はだいたい2～3年でへたります。つまり尿もれが再発するのです。その度に治療をくり返していては、個人負担がかさみます。

私が提案しているのは、**お子さんが生まれるまではレーザーで治療し、もう子どもを産まなくてもいいと判断したタイミングでメッシュを用いたTVT手術を受ける**ことです。この方法なら、出産と尿もれ治療を両立できます。

ただし、先ほどお話しした通りメッシュにはリスクもあります。ここでお話しする以外にも、尿もれの治療にはさまざまな選択肢がありますし、もしかしたら、あなたが受診する頃にはもっと安全で効果的な治療法が確立しているかもしれません。

尿もれの治療は、常に最先端の情報で判断しましょう。

乳がんの治療が尿トラブルを引き起こす!?

これも近年新たに判明したことですが、乳がんの治療によって頻尿になるケースがあります。

乳がんはその名の通り、胸にできるがんです。女性の乳房は女性ホルモンの作用で膨らみますが、治療ではそのホルモンを遮断します。それによって乳がんごと乳房が縮んでしまいます。そして、摘出したほうの胸がなくなると、もう片方もしぼんでしまうのです。

大雑把に説明すると、このように乳がんは治療されるのですが、この女性ホルモンの遮断が、尿トラブルにつながります。

女性ホルモンが遮断されたことで、胸につられて膀胱や膣までうるおいを失ってしまうからです。

先日私の病院を訪れた40代の乳がん患者さんの膣は、まるで60代のものでした。加齢は尿もれの大きな原因のひとつですが、乳がんの治療によって女性ホルモンが遮断されたため、膣だけが急激に歳をとったように萎縮してしまったのです。

だからといって、乳がんの治療を止めるわけにはいきません。

このような理由で頻尿、尿もれになってしまった場合は、運動療法が効果的です。萎縮してしまった膣は血流が悪くなった状態です。**運動によって血のめぐりをよくすることで、膣を若返らせましょう。**3章で紹介したスクワットやスローランニングはとくにおすすめです。

一般に、萎縮した膣には女性ホルモンを投与しますが、乳がんを再発させてしまう恐れがあります。そこで、運動、漢方、レーザー治療など、さまざまな方法が選択されるのです。

明るい老後に尿もれはいらない

ここまで本章で紹介してきた治療法の説明は、かなりざっくりとしたものです。実際に治療を受ける際には、医師とよく相談し、各方法のメリットデメリットをしっかりと理解したうえで選択してください。

紹介されていない薬もありますし、新たな治療法ができているかもしれません。また同じタイプの尿もれでも、人によってその程度はさまざまです。運動で治せるレベルの方が手術するなんて、もったいないですよね。

そしてその判断をするためにも、尿もれになったら恥ずかしがらずに病院に来てください。

1章から何度もくり返していますが、恥ずかしがって尿もれを誰にも相談せずに放置してしまうことが、最も尿もれを悪化させます。


尿もれは誰もがなり得るものです。

ですが尿もれは必ず治せます。

その道程は人によって違うかもしれません。

骨盤底筋体操とスクワットで治る方もいれば、薬物療法によって治る方、手術（ほとんどは日帰りです）によって治る方もいるでしょう。できるだけ早い段階で気づき、対処すれば、運動だけで改善する確率も上がります。


これから何十年も、日本は高齢者が多い社会になります。そんな時代だからこそ、高齢者になってもアクティブに生きていかなければなりません。そしてそこに、尿もれはいらないのです。

尿もれに悩まされない、豊かな一生を送りましょう。

スクワット30日チャレンジ

オリジナルプログラム

□本プログラムは、高齢の方でも無理なくできるスクワットのエクササイズを30種類、1か月かけてひと通り行なえるようになっています。
□イスを使った安全なエクササイズが中心ですが、15日目以降からは、同じエクササイズでも回数や長さを変えることで、徐々に運動の強度が上がっていきます。
□プログラム通りにできなくてもかまいません。ご自身が楽に続けられるものだけを選び、独自に組み合わせてください。

無理は厳禁です。大切なのは続けること。
このエクササイズをきっかけに、
体を動かす習慣を身につけましょう!

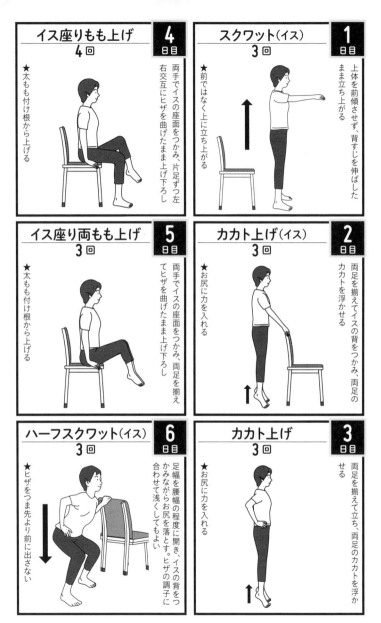

スクワット（イス）

1日目

3回

上体を前傾させず、背すじを伸ばしたまま立ち上がる

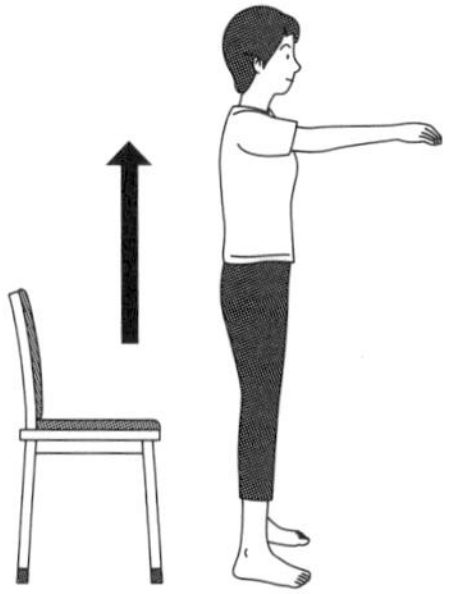

★前ではなく上に立ち上がる

カカト上げ（イス）

2日目

3回

両足を揃えてイスの背をつかみ、両足のカカトを浮かせる

★お尻に力を入れる

カカト上げ

3日目

3回

両足を揃えて立ち、両足のカカトを浮かせる

★お尻に力を入れる

イス座りもも上げ

4日目

4回

両手でイスの座面をつかみ、片足ずつ左右交互にヒザを曲げたまま上げ下ろし

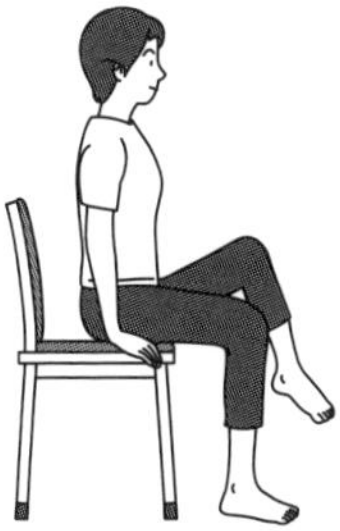

★太もも付け根から上げる

イス座り両もも上げ

5日目

3回

両手でイスの座面をつかみ、両足を揃えてヒザを曲げたまま上げ下ろし

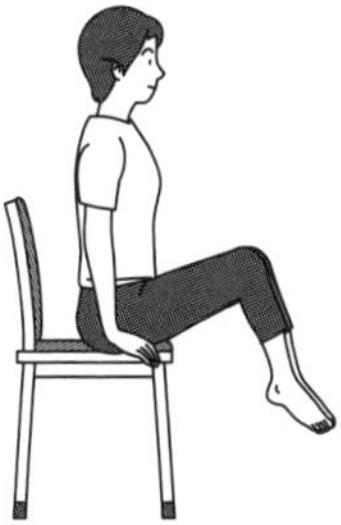

★太もも付け根から上げる

ハーフスクワット（イス）

6日目

3回

足幅を腰幅の程度に開き、イスの背をつかみながらお尻を落とす。ヒザの調子に合わせて浅くしてもよい

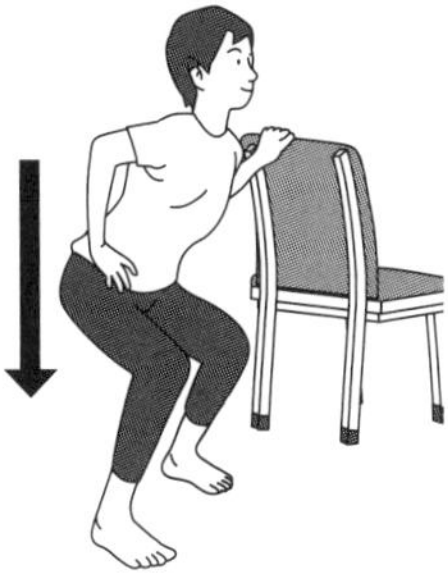

★ヒザをつま先より前に出さない

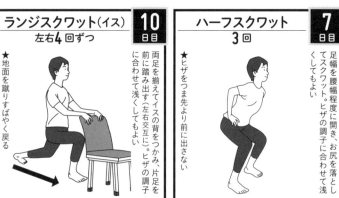

7日目 ハーフスクワット

3回

足幅を腰幅程度に開き、お尻を落としてスクワット。ヒザの調子に合わせて浅くしてもよい

★ヒザをつま先より前に出さない

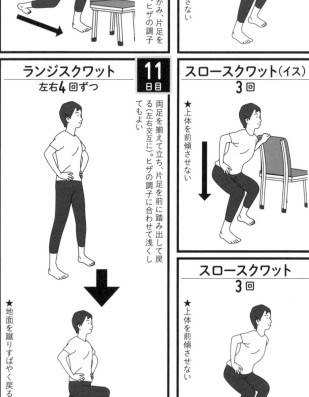

8日目 スロースクワット(イス)

3回

足幅を腰幅程度に開いてイスの背をつかみ、5秒かけてお尻を落とし、5秒かけて戻る。ヒザの調子に合わせて浅くしてもよい

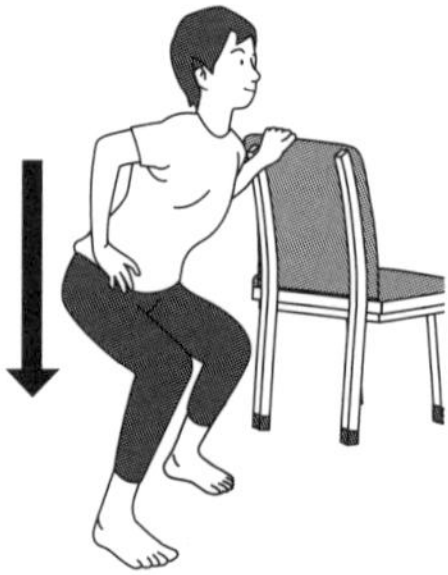

★上体を前傾させない

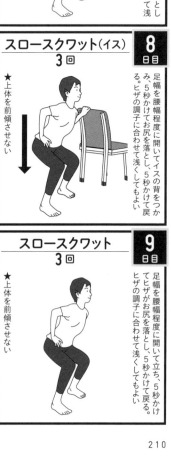

9日目 スロースクワット

3回

足幅を腰幅程度に開いて立ち、5秒かけてヒザがお尻を落とし、5秒かけて戻る。ヒザの調子に合わせて浅くしてもよい

★上体を前傾させない

10日目 ランジスクワット(イス)

左右4回ずつ

両足を揃えてイスの背をつかみ、片足を前に踏み出す(左右交互に)。ヒザの調子に合わせて浅くしてもよい

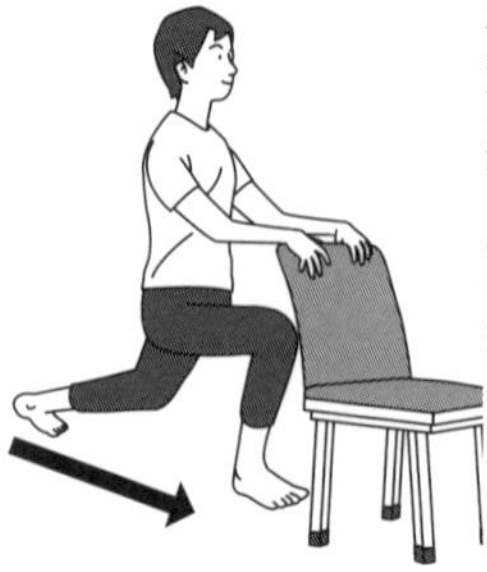

★地面を蹴りすばやく戻る

11日目 ランジスクワット

左右4回ずつ

両足を揃えて立ち、片足を前に踏み出して戻る(左右交互に)。ヒザの調子に合わせて浅くしてもよい

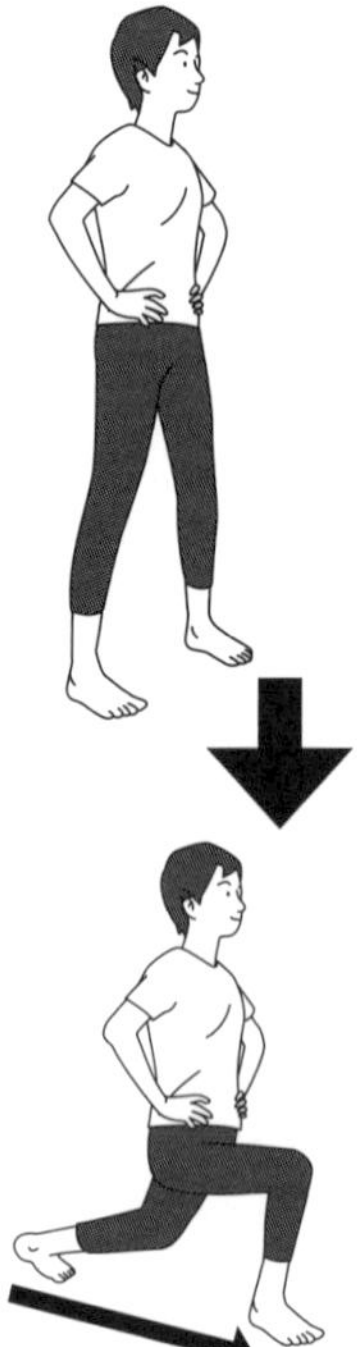

★地面を蹴りすばやく戻る

12日目 横スクワット(イス)

左右4回ずつ

揃えてイスの背をつかみ、片足を横に踏み
る(左右交互に)。ヒザの調子に合わせて
よい

★地面を蹴りすばやく戻る

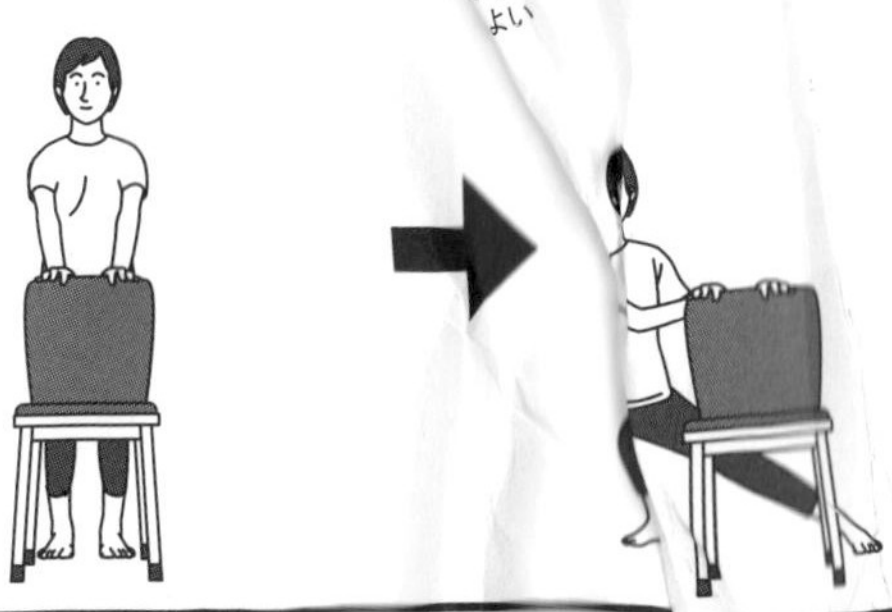

13日目 横スクワット

左右4回ずつ

両足を揃えて立足を横に踏み出して戻る
(左右交互に)。ヒザ子に合わせて浅くしても
よい

★地面を蹴りすばやく戻る

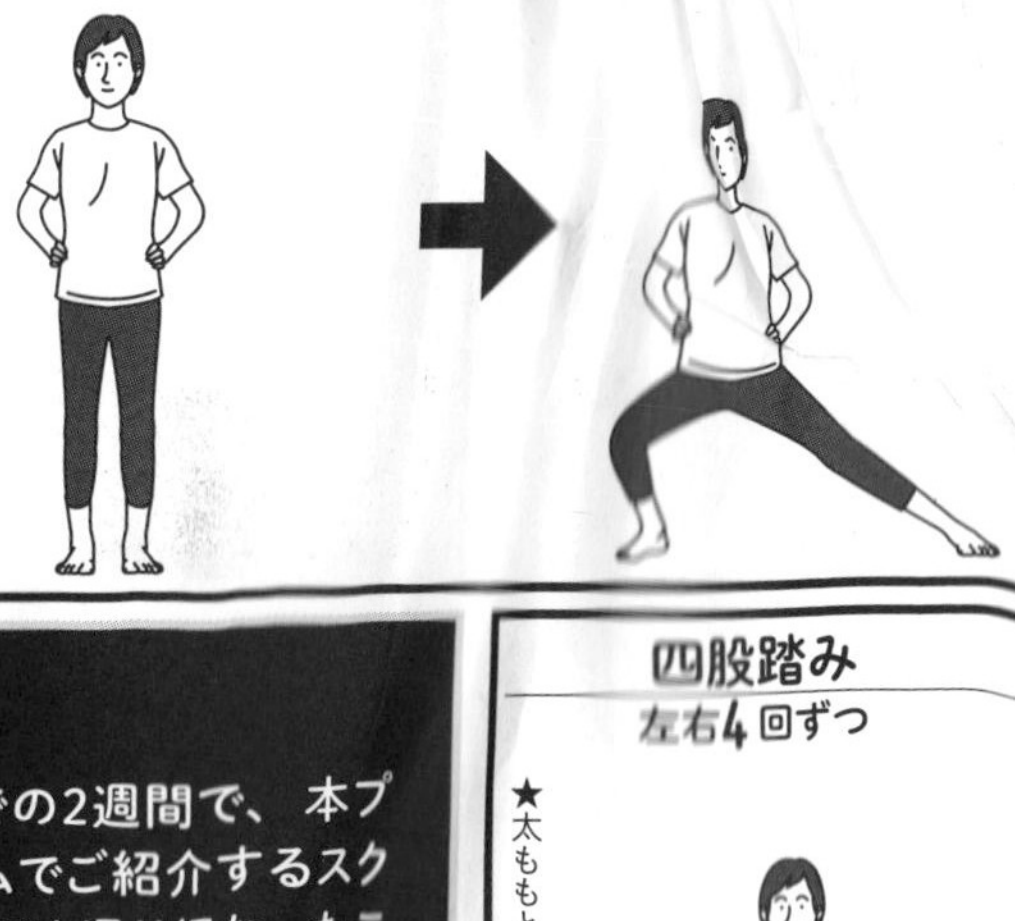

ここまでの2週間で、本プログラムでご紹介するスクワットはひと通り行なったことになります。次の週からは、効果の高いスクワットの回数を増やし、少しだけ運動強度を上げていきます。

14日目 四股踏み

左右4回ずつ

片方の足を横に大きく開く。両手はヒザに乗せ、その姿勢を3秒キープ(左右交互に)

★太ももと床を平行にするつもりで

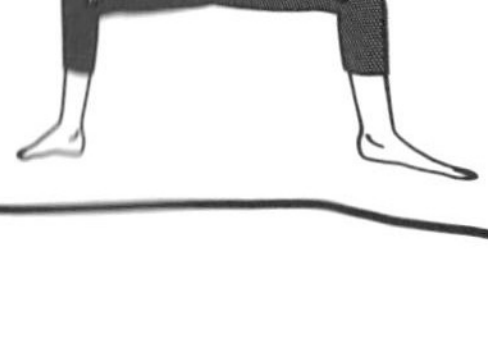

15日目 スクワット（イス）

6回

上体を前傾させず、背すじを伸ばしたまま立ち上がる

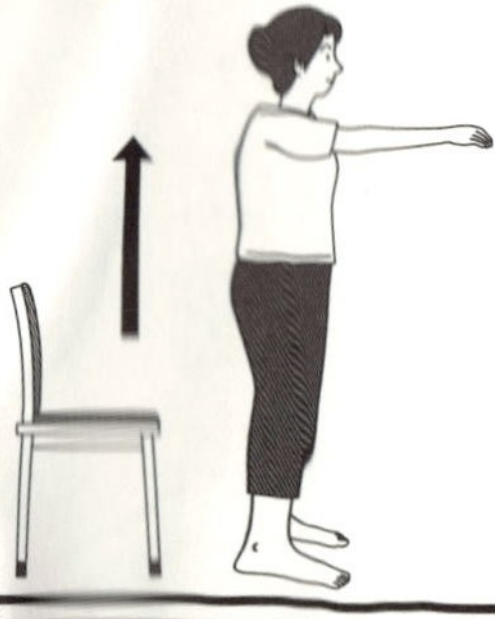

★前ではなく上に立ち上がる

16日目 カカト上げ

6回

両足を揃えて立ち、両足のカカトを浮かせる

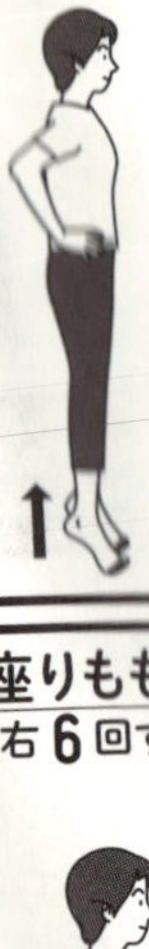

★お尻に力を入れる

17日目 イス座りもも上げ

左右6回ずつ

両手でイスの座面をつかみ、片足ずつ左右交互にヒザを曲げたまま上げ下ろし

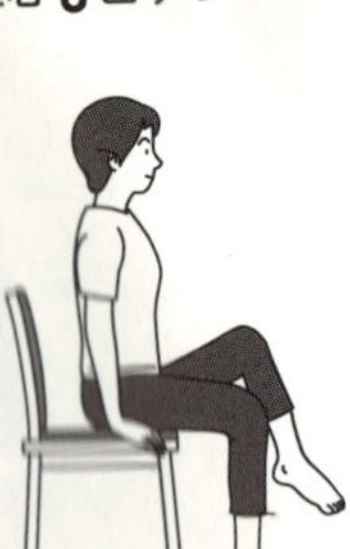

★太もも付け根から上げる

イス座り両もも上げ

6回

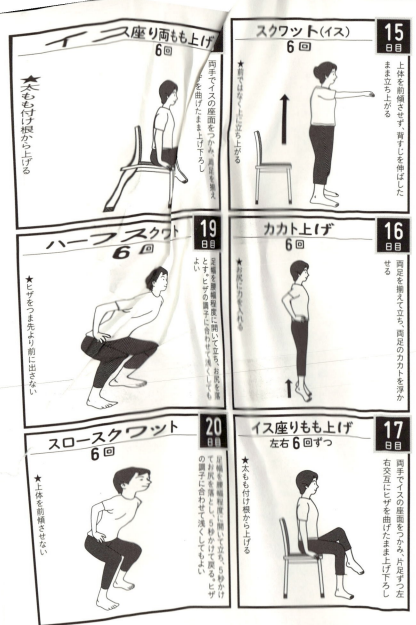

両手でイスの座面をつかみ、両足を揃えヒザを曲げたまま上げ下ろし

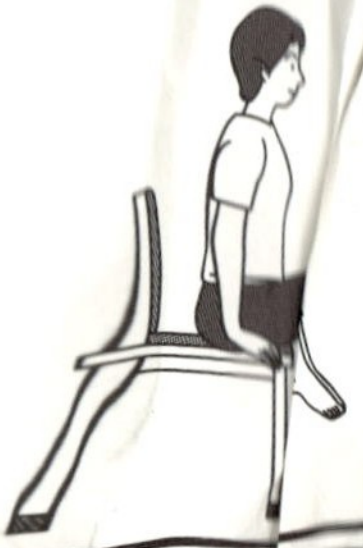

★太もも付け根から上げる

19日目 ハーフスクワット

6回

足幅を腰幅程度に開いて立ち、お尻を落とす。ヒザの調子に合わせて浅くしてもよい

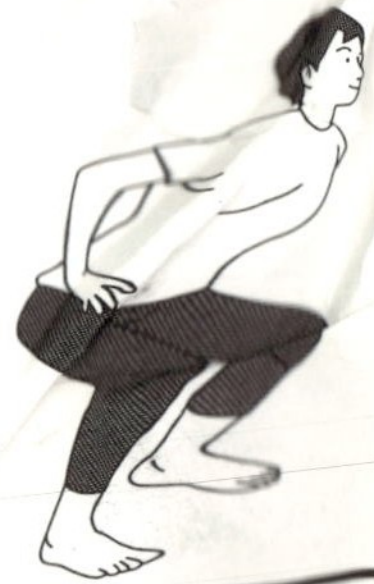

★ヒザをつま先より前に出さない

20日目 スロースクワット

6回

足幅を腰幅程度に開いて立ち、5秒かけてお尻を落とし、5秒かけて戻る。ヒザの調子に合わせて浅くしてもよい

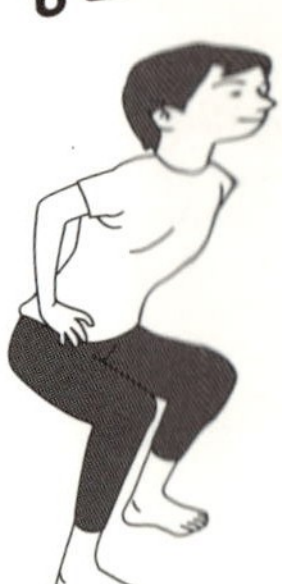

★上体を前傾させない

いよいよ、最後の1週間。回数をさらに10回に増やして運動の効果を高めています。体力に自信のある方は、ぜひ挑戦してください。しかし、無理は禁物です。6回（3回）でも十分だという方は、この時点で折り返して、はじめに戻ってもかまいません。

21日目 ランジスクワット

左右6回ずつ

両足を揃えて立ち、片足を前に踏み出して戻る（左右交互に）。ヒザの調子に合わせて浅くしてもよい

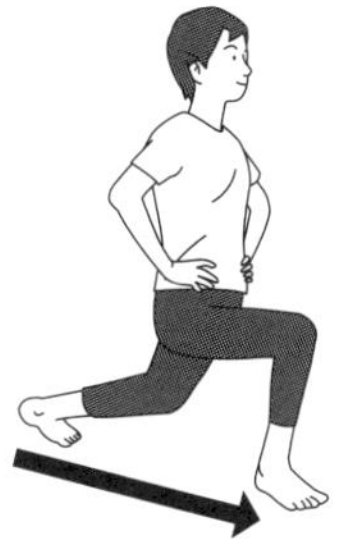

★地面を蹴りすばやく戻る

22日目 横スクワット

左右6回ずつ

両足を揃えて立ち、片足を横に踏み出して戻る（左右交互に）。ヒザの調子に合わせて浅くしてもよい

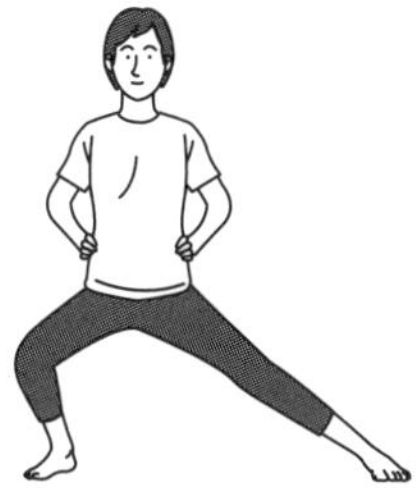

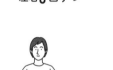

★地面を蹴りすばやく戻る

23日目 四股踏み

左右6回ずつ

片方の足を横に大きく開く。両手はヒザに乗せ、その姿勢を3秒キープ（左右交互に）

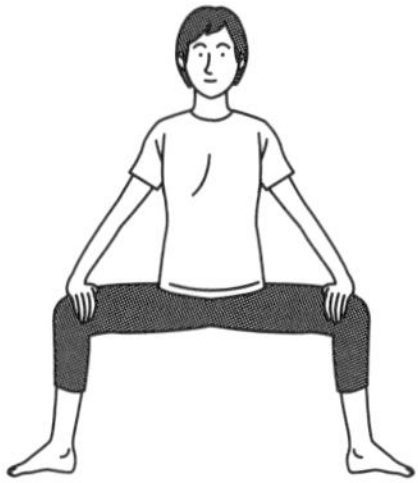

★太ももと床を平行にするつもりで

24日目 スクワット（イス）

10回

上体を前傾させず、背すじを伸ばしたまま立ち上げる

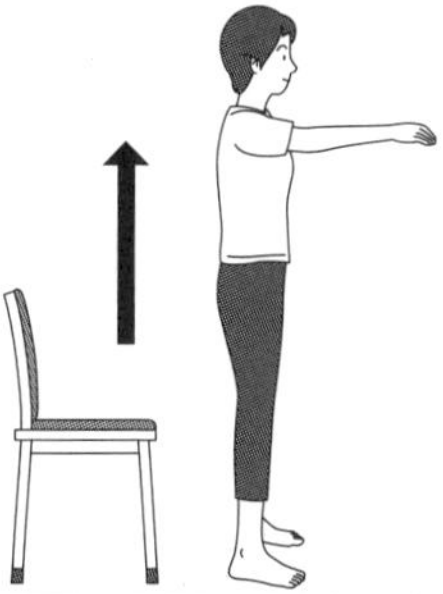

★前ではなく上に立ち上がる

25日目 カカト上げ

10回

両足を揃えて立ち、両足のカカトを浮かせる

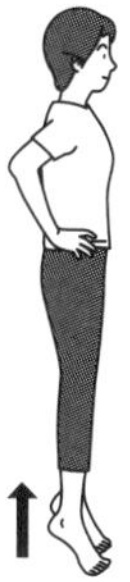

★お尻に力を入れる

26日目 イス座り両もも上げ
10回

両手でイスの座面をつかみ、両足を揃えてヒザを曲げたまま上げ下ろし

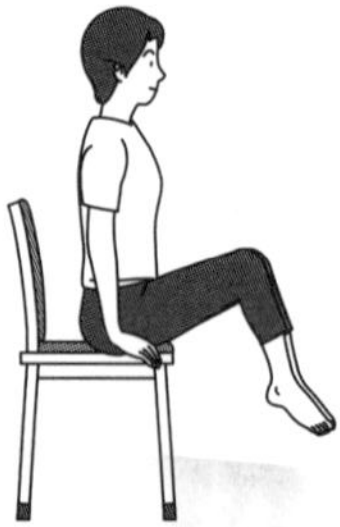

★太もも付け根から上げる

27日目 スロースクワット
10回

足幅を腰幅程度に開いて立ち、5秒かけてお尻を落とし、5秒かけて戻る。ヒザの調子に合わせて浅くしてもよい。

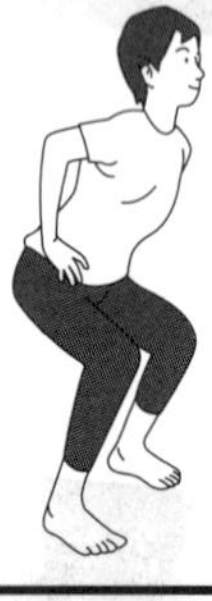

★上体を前傾させない

28日目 ランジスクワット
左右10回ずつ

両足を揃えて立ち、片足を前に踏み出して戻る（左右交互に）。ヒザの調子に合わせて浅くしてもよい

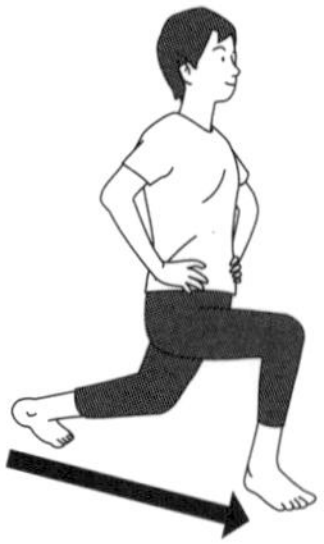

★地面を蹴りすばやく戻る

29日目 横スクワット
左右10回ずつ

両足を揃えて立ち、片足を横に踏み出して戻る（左右交互に）。ヒザの調子に合わせて浅くしてもよい

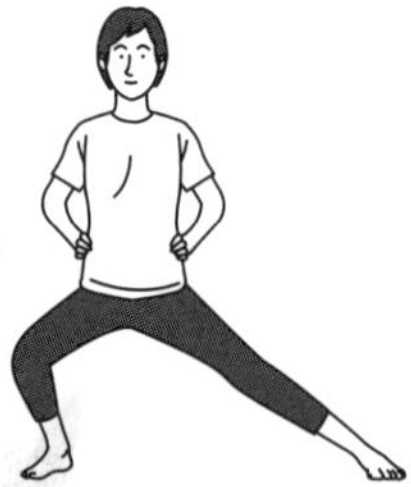

★地面を蹴りすばやく戻る

30日目 四股踏み
左右10回ずつ

片方の足を横に大きく開く。両手はヒザに乗せ、その姿勢を3秒キープ（左右交互に）

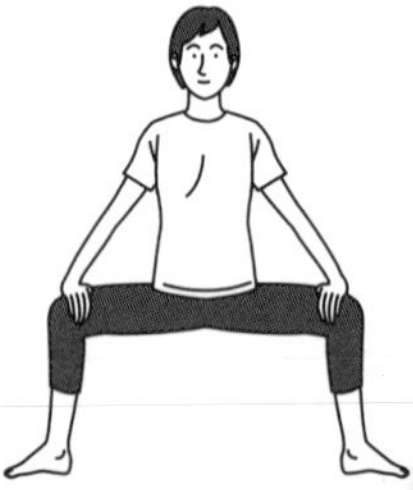

★太ももと床を平行にするつもりで

お疲れさまでした！

これでスクワット30日チャレンジはひと通り終了です。もう一度、はじめから繰り返してもよし、自分に効果があると思ったもの、あるいはラクにできたものだけを繰り返してもよし。ご自身に合ったやり方で無理のない範囲で続けてください。

【著者略歴】

奥井 識仁（おくい・ひさひと）

よこすか女性泌尿器科・泌尿器科クリニック院長・医学博士。

1965年愛知県出身。東京大学大学院医学系修了。ハーバード大学臨床留学。ブリガム＆ウイメンズ病院で女性手術を学ぶ。専門は骨盤臓器脱。この分野で数多くの学会賞や最高論文賞を受賞しているほか、2018年アジア泌尿器学会や2020年の国際性機能学会において、日本代表として特別講演に選ばれている。

年間に行なう尿失禁手術は800件にもおよび、多くの手術をこなす体力をつけるため、トライアスロンの聖地である三浦半島に「よこすか女性泌尿器科・泌尿器科クリニック」を開業。自らも選手としてトライアスロンに取り組み、年4回の国際大会に出場するほどの実績を持つ。著書・論文・受賞歴多数。また、毎日新聞医療プレミア、読売新聞医療ルネッサンス、日経ヘルスなどでも連載を数多く持ち、特にYahoo! ヘッドラインニュース（毎日新聞）でのリオ・オリンピック解説コラムは話題になった。

尿もれがピタッと止まる 骨盤体操&スクワット

2018年4月24日　第1刷発行
2018年5月22日　第2刷発行

著　者
奥井識仁

発行者
土井尚道

発行所
株式会社　飛鳥新社
〒101-0003東京都千代田区一ツ橋2-4-3　光文恒産ビル
電話（営業）03-3263-7770（編集）03-3263-7773
http://www.asukashinsha.co.jp

編集協力
上野 茂（多聞堂）
滑川弘樹（多聞堂）

ブックデザイン
小口翔平＋上坊菜々子（tobufune）

イラスト
青木宣人

印刷・製本
中央精版印刷株式会社

ISBN 978-4-86410-592-7

編集担当
池上直哉